Protocolos de Ginecologia e Obstetrícia

CIP-BRASIL. CATALOGAÇÃO NA PUBLICAÇÃO
SINDICATO NACIONAL DOS EDITORES DE LIVROS, RJ

P96

    Protocolos de ginecologia e obstetrícia/CNGOF; tradução Bruna Steffen, Laís Virgínia Alves Medeiros. – 2. ed. – Rio de Janeiro: Revinter, 2017.
    il.

    Tradução de: Protocoles en gynécologie obstétrique
    ISBN 978-85-372-0686-7

    1. Ginecologia. 2. Ciências médicas. I. Collège National des gynécologues et obstétriciens français.

16-34600   CDD: 618
                            CDU: 618

Nota: A medicina é uma ciência em constante evolução. À medida que novas pesquisas e experiências ampliam os nossos conhecimentos, são necessárias mudanças no tratamento clínico e medicamentoso. Os autores e o editor fizeram verificações junto a fontes que se acredita sejam confiáveis, em seus esforços para proporcionar informações acuradas e, em geral, de acordo com os padrões aceitos no momento da publicação. No entanto, em vista da possibilidade de erro humano ou mudanças nas ciências médicas, nem os autores e o editor nem qualquer outra parte envolvida na preparação ou publicação deste livro garantem que as instruções aqui contidas são, em todos os aspectos, precisas ou completas, e rejeitam toda a responsabilidade por qualquer erro ou omissão ou pelos resultados obtidos com o uso das prescrições aqui expressas. Incentivamos os leitores a confirmar as nossas indicações com outras fontes. Por exemplo e em particular, recomendamos que verifiquem as bulas em cada medicamento que planejam administrar para terem a certeza de que as informações contidas nesta obra são precisas e de que não tenham sido feitas mudanças na dose recomendada ou nas contraindicações à administração. Esta recomendação é de particular importância em conjunto com medicações novas ou usadas com pouca frequência.

Protocolos de Ginecologia e Obstetrícia

Segunda Edição

Collège national des gynécologues et obstétriciens français – CNGOF

Conférence nationale des PU-PH en gynécologie-obstétrique

Com a colaboração da Associação de Ginecologistas-Obstetras em Formação

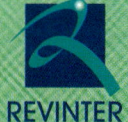

REVINTER

Protocolos de Ginecologia e Obstetrícia, Segunda Edição ISBN 978-85-372-0686-7
Copyright © 2017 by Livraria e Editora Revinter Ltda.

Todos os direitos reservados.
É expressamente proibida a reprodução
deste livro, no seu todo ou em parte,
por quaisquer meios, sem o consentimento,
por escrito, da Editora.

Tradução:
BRUNA STEFFEN (Caps. 1 a 33)
Tradutora Especialista na Área da Saúde, RS

LAÍS VIRGÍNIA ALVES MEDEIROS (Caps. 34 a 81)
Tradutora Especialista na Área da Saúde, RS

Revisão Técnica:
PATRÍCIA EL BEITUNE
Professora-Associada do Departamento de Ginecologia e Obstetrícia (DGO) da
Universidade Federal de Ciências da Saúde de Porto Alegre (UFCSPA)
Mestrado e Doutorado em Tocoginecologia pela Faculdade de Medicina de Ribeirão Preto (USP)
Pós-Doutorado em Epidemiologia pela London School of Hygienne and Tropical Medicine
Especialista em Medicina Fetal e Ultrassonografia em Ginecologia e Obstetrícia pela FEBRASGO e CBR
Diretora de Atividades Regionais da SOGIRGS (2008-2010)
Chefe do DGO da UFCSPA (2011-2012)
Professora do Programa de Pós-Graduação em Ciências da Saúde e Patologia da UFCSPA
Regente da Disciplina de Obstetrícia do DGO da UFCSPA desde setembro de 2008
Supervisora do Programa de Residência Médica em Medicina Fetal, nível R4, do DGO da UFCSPA no
Complexo Hospitalar Santa Casa de Porto Alegre, RS
Pesquisadora do CNPq, Produtividade em Pesquisa, triênio 2013-2016

MIRELA FORESTI JIMÉNEZ
Professora Adjunta IV do Departamento de Ginecologia e Obstetrícia da UFCSPA
Mestrado e Doutorado pelo Programa de Pós-Graduação em Ciências Médicas da UFRGS
Especialista em Ginecologia e Obstetrícia (TEGO) pela
Federação Brasileira das Associações de Ginecologia e Obstetrícia (FEBRASGO)
Presidente da SOGIRGS (2014-2016)
Diretora Científica da SOGIRGS (2011-2013)
Chefe do DGO da UFCSPA (2013-2014)
Preceptora do Programa de Residência Médica em Ginecologia e Obstetrícia da UFCSPA no
Complexo Hospitalar Santa Casa de Porto Alegre e do Hospital Fêmina (Grupo Hospitalar
Conceição), RS

Esta edição de PROTOCOLOS DE GINECOLOGIA E OBSTETRÍCIA, 2ª Edição pelo Collège national des gynécologues et obstétriciens français, foi publicada com autorização da Elsevier Masson SAS, uma associada da Elsevier Inc.

This edition of PROTOCOLES EN GYNÉCOLOGIE OBSTÉTRIQUE, 2nd edition by Collège national des gynécologues et obstétriciens français, is published by arrangement with Elsevier Masson SAS, an affiliate Elsevier Inc.

Título original:
Protocoles en Gynécologie Obstétrique,
2e édition
Copyright © 2012 by Elsevier Masson SAS
ISBN 978-2-294-70942-5

Livraria e Editora REVINTER Ltda.
Rua do Matoso, 170 – Tijuca
20270-135 – Rio de Janeiro – RJ
Tel.: (21) 2563-9700 – Fax: (21) 2563-9701
livraria@revinter.com.br –
www.revinter.com.br

Sumário

Agradecimentos, viii
Prefácio, ix
Abreviações, xi

Ginecologia

1. Atendimento de Pacientes em Urgências Ginecológicas 3
2. Dor Pélvica Aguda 5
3. Dor Pélvica Crônica 7
4. Analgésicos 11
5. Solicitação de Tratamento de Mioma Uterino 14
6. Ecografia em Ginecologia 17
7. Infecções Genitais Baixas 22
8. Infecções Genitais Altas (Salpingites) 25
9. Vômitos da Gravidez 27
10. Procedimentos em Gravidezes Interrompidas e em Aborto Espontâneo no 1º Trimestre 29
11. Abortos Espontâneos Repetitivos, Exame Etiológico 31
12. Gravidez Ectópica 32
13. Doenças Trofoblásticas 36
14. Interrupção Voluntária de Gravidez (IVG) 38
15. Interrupção Medicamentosa de Gravidez (IMG) (> 15 Semanas) 41
16. Contracepção 44
17. Contracepção de Urgência 46
18. Pedido de Esterilização Tubária 48
19. Exame de Pré-Fertilização *In Vitro* e Infertilidade 50
20. Síndrome da Hiperestimulação Ovariana (HSO) 51
21. Atendimento às Mulheres Vítimas de Violências Sexuais 53
22. Acidentes de Exposição ao HIV 58
23. Exames Pré-Operatórios Sistemáticos 63
24. Preparações Pré-Operatórias 65
25. Antibioticoprofilaxia em Cirurgia Ginecológica 66
26. Prevenção de Tromboses em Ginecologia 68
27. Classificações e Escores em Ginecologia 69
28. Cânceres Ginecológicos e Mamários 85

Obstetrícia

29 Procedimento em Caso de Ameaça de Trabalho de Parto Prematuro (MAP) 103
30 Ruptura Prematura de Membranas entre 24 e 34 Semanas ... 105
31 Hipertermia ao Longo da Gravidez. 107
32 Infecções Urinárias. 110
33 Cólica Renal 112
34 Estreptococo do Grupo B (SGB) 113
35 Infecção Invasiva por Estreptococo do Grupo A 114
36 Restrição de Crescimento Intrauterino 115
37 Pré-Eclâmpsia 120
38 Hematoma Retroplacentário 123
39 Morte *In Utero* 126
40 Colestase Intra-Hepática da Gravidez (CIG) 129
41 Trombofilias e Gravidez 131
42 Doenças Tromboembólicas e Gravidez. 135
43 Trombocitopenia e Gravidez 138
44 Diabetes e Gravidez. 140
45 Poli-Hidrâmnio 146
46 Toxicomania. 148
47 Traumatismo e Gravidez 150
48 Profilaxia da Endocardite Infecciosa 151
49 Hepatites B e C 152
50 Herpes Genital e Gravidez 154
51 Varicela 156
52 HIV – Conduta a Manter no Parto 158
53 Rubéola. 162
54 Sífilis 165
55 Coqueluche 167
56 Toxoplasmose 168
57 Medicamentos e Gravidez. 172
58 Versão por Manobra Externa 177
59 Apresentação Pélvica 179
60 Interpretação do Ritmo Cardíaco Fetal e Asfixia Fetal 181
61 Útero Cicatricial. 187
62 Procidência do Cordão. 189
63 Ruptura Prematura da Bolsa D'água no Termo 191
64 Maturação – Indução do Trabalho 192
65 Atendimento de Placenta Prévia Hemorrágica 196
66 Gravidez Prolongada. 198
67 Gestação e Parto Gemelar 199
68 Natimortos – Formalidades. 201

69	Febre durante o Trabalho	203
70	Antibioticoprofilaxia	204
71	Indicações de Coletas Neonatais	205
72	Parto Dirigido	206
73	Revisão Uterina	207
74	Retirada Manual da Placenta	208
75	Hemorragia do Parto	209
76	Tratamento da Anemia do Pós-Parto	211
77	Prevenção da Aloimunização	212
78	Complicações do Aleitamento	214
79	Inibição da Lactação	216
80	Contracepção no Pós-Parto	218
81	Exames Sistemáticos na Saída da Maternidade	220

Agradecimentos

Os coordenadores e os autores desta obra desejam agradecer aos profissionais do serviço público que não são professores universitários e que contribuíram com a redação de um determinado número de protocolos:

Yannick Bacq (médico-residente, CHU Tours)
Marion Cornuau (médico-assistente especialista, CHU Tours)
Carine Crochet (chefe de serviço, CHU Tours)
Brigitte Fatton (médico-residente, CHU Nîmes)
Iris Kellal (chefe de serviço, CHU Tours)
Vincent Letouzey (chefe de serviço, CHU Nîmes)
Florent Masia (chefe de serviço, CHU Nîmes)
Eve Mousty (chefe de serviço, CHU Nîmes)
Lobna Ouldamer (chefe de serviço, CHU Tours)
Olivier Pouget (chefe de serviço, CHU Nîmes)
Sylvie Ripart-Neveu (médico-residente, CHU Nîmes)
Emmanuel Simon (chefe de serviço, CHU Tours)
Nathalie Trignol-Viguier (médico-residente, CHU Tours)

Prefácio

Este livro de bolso é um guia para os internos de plantão em Ginecologia e Obstetrícia. Também pode ser útil aos estudantes de Medicina, às doulas e aos médicos responsáveis pelos internos.

O livro foi escrito a partir de protocolos de vários procedimentos e revisado pelo CNGOF, pelos PU-PH (professores universitários) e pela Associação dos Ginecologistas Obstetras em Formação (AGOF), da França, a fim de que seja utilizado em muitas situações.

Espaços em branco possibilitam anotações e comentários relativos a cada procedimento.

Bom plantão!

Pr. G. Body & Pr. P. Marès, coordenadores da obra, CNGOF
Pr. F. Puech, presidente do CNGOF
Pr. S. Uzan, presidente do conseil national des universités
Dr. S. Bendifallah, presidente da AGOF

Abreviações

Aa	ponto anterior a 3 cm do conduto urinário
ABP	antibioprofilaxia
ACC	anticoagulante circulante
ACL	anticardiolipina
AFS	*American Fertility Society*
AFTN	defeitos de fechamento do tubo neural
AINES	anti-inflamatórios não esteroides
AIS	adenocarcinoma *in situ*
ALAT	alanina aminotransferase
AMH	hormônio antimülleriano
AMM	autorização de comercialização no mercado
AMP	assistência médica à reprodução
amp	ampola
Ap	ponto posterior situado a 3 cm do hímen
APL	antifosfolipídeo
ASA	avaliação pré-anestésica
ASAT	aspartato aminotransferase
ASC-H	células escamosas atípicas de alto grau
ASMR	melhoria do serviço médico
ASP	aborto espontâneo precoce
AT	antitrombina
AVK	antivitamínicos K
β-hCG	Beta HCG
Ba	ponto anterior situado entre Aa e C
BDC	ruído do coração
BEP	bleomicina, etoposida, cisplatina
Bip	diâmetro biparietal
BIP	diâmetro biparietal
Bp	ponto posterior situado entre Bp e D
C	colo uterino que se confunde com D em caso de histerectomia total
CAF	citopunção por agulha fina
CASI	células escamosas atípicas de significado indeterminado
CIG	colestase intra-hepática da gravidez
CIN 1	células atípicas limitadas ao terço inferior do epitélio
CIN 2	células atípicas limitadas aos dois terços inferiores do epitélio
CIN 3	células atípicas em todo o epitélio
CIV	canal arterial
CIVD	coagulação intravenosa disseminada

CMV	citomegalovírus
CNGO	*Collège des gynécologues obstétriciens français*
CPAM	organismo francês de saúde pública
CPDDPN	centro pluridisciplinar de diagnóstico pré-natal
CRAT	*Centre de renseignements sur les agents tératogènes*
CRP	proteína C-reativa
CTG	cardiotocografia
CU	contração uterina
D	fundo do saco vaginal posterior
DA	dissecção aórtica
DES	dietilstilbestrol
DIU	dispositivo intrauterino
DLE	lúpus eritematoso discoide
EAS	exame de urina tipo 1
EBV	vírus Epstein-Barr
ECBU	exame citobacteriológico de urina
ECG	eletrocardiograma
ECRF	eletro-cíclotron
EDTA	ácido etilenodiamino tetra-acético
EMA-CO	etoposídeo-metrotexate-actinomicida D/ciclofosfamida-oncovine
EN	escala numérica
EP	embolia pulmonar
EPF	estimativa de peso fetal
ERCF	registro epidemiológico europeu de fibrose cística
ERCF	cardiotocografia
ETC	emergência de trauma
EVA	escala visual analógica
FAN	fatores antinucleares
FC	frequência cardíaca
FEC	fluorouracil-epirubicina-ciclofosfamida
FIGO	*Guidelines for the use of fetal monitoring*
FIV	fertilização *in vitro*
FO	fundo de olho
FOATI	(classificação) *Foyer, Ovarian, Adherences, Trompes, Inflammation*
FR	depressão respiratória
G5	soro glicosado a 5%
GB	glóbulos brancos
GDS	gasometria do sangue
GEU	gestação extrauterina
gh	hiato genital anteroposterior
HA	hemácias adultas
HBPM	heparina de baixo peso molecular
HBPM	índice de massa corpórea
HCSP	alto conselho da saúde pública

HELLP	(síndrome de) hemólise, enzimas hepáticas elevadas, plaquetas baixas
HF	hemácias fetais
HGPO	hiperglicemia provocada por via oral
HIV	vírus da imunodeficiência humana
HNF	doença inflamatória intestinal crônica
HNPCC	câncer colorretal hereditário não polipoide
HPN	hidrocefalia de pressão normal
HRP	hematoma retroplacentário
HRP	descolamento prematuro da placenta
HSG	(exame) histerossalpingografia
HSIL	lesão intraepitelial escamosa de alto grau
HSO	síndrome da hiperestimulação ovariana
HSV	*herpes simplex virus*
HT	histerectomia total
HTA	hipertensão arterial
IA	índice de avidez
ICIQ-SF	Questionário de Impacto da Incontinência Urinária
IDR	teste tuberculínico
IEC	inibidor de enzima de conversão
IECA	inibidores da enzima de conversão da angiotensina
IGV	interrupção voluntária de gravidez
IMC	índice de massa corporal
IMG	interrupção medicamentosa de gravidez
INca	*Institut National du Cancer*
INPI	instituto nacional da propriedade industrial (França)
IP	índice de pulsatilidade
IRM	imagem de ressonância magnética
IRME	instituto de pesquisa sobre a medula espinhal e encéfalo
IST	doenças sexualmente transmissíveis
IUE	incontinência urinária por esforço
IUM	incontinência urinária mista
IUU	incontinência urinária de urgência
IVD	intravenosa direta
IVG	interrupção voluntária da gravidez
IVL	intravenosa lenta
IVSE	intravenosa com bomba de perfusão
J3	terceiro dia
LCR	líquido cefalorraquidiano
LH-RH	hormônio liberador do hormônio luteinizante
LIN	neoplasias lobulares *in situ*
LSIL	lesão intraepitelial escamosa de baixo grau
MAF	monitoramento de atividades fetais
MAP	trabalho de parto prematuro
MFIU	morte fetal *in utero*

MICI	doença inflamatória intestinal crônica
MIU	morte intraútero
MTEV	tromboembolismo venoso
NFS	hemograma
NIL/M	ausência de lesão intraepitelial escamosa ou de sinal de malignidade
NP	número de plaquetas
NPH	insulina humana
OMS	Organização Mundial da Saúde
ORL	otorrinolaringologia
PA	pressão arterial
PAD	pressão arterial diastólica
PAM	placa aréola mamária
pb	distância anovulvar
PBSP	sintomas prognosticamente ruins durante a gravidez
PCA	analgesia controlada pela paciente
PCR	pesquisa de *Chlamydia* na endocérvice
PDF	produtos de degradação da fibrina
PFE	peso fetal estimado
PMI	proteção materno-infantil
POP-Q	sistema de quantificação do prolapso genital
PTGO	prova de tolerância a glicose
PTI	outras doenças autoimunes
PVP	patologia vascular placentária
QS	soroconversão
RAI	*Coombs* indireto
RAM	ruptura artificial das membranas
RAS	nada para anotar
RCF	ritmo cardíaco fetal
RCIU	restrição do crescimento intrauterino
RP	radiografia de tórax
RPC	recomendações de práticas clínicas
RPCA	resistência à proteína C ativada
RPM	ruptura prematura de membranas
RSM	padrão de mortalidade
RTE	radioterapia externa
RU	revisão uterina
SA	semanas
SAPL	síndrome dos anticorpos antifosfolipídicos
SC	subcutâneo
SCC	antígeno do carcinoma de células escamosas
SDRA	síndrome de insuficiência respiratória aguda
SF	*Sage-femme* (parteira)
SFA	sofrimento fetal agudo
SFOG	*Société française d'oncologie gynécologique*

SGB *ET*	Estreptococo do grupo B
SGPT	transferase glutâmico pirúvica
SOB	salpingooforectomia bilateral
STT	síndrome transfusor-transfundido
STT	transfusão feto-fetal aguda
TA	pressão arterial
TAP	toracoabdominopélvica
TCA	hemograma
TCA	tempo de tromboplastina ativada
TCK	tempo de tromboplastina parcialmente ativada
TDM	tomografia computadorizada
TEP TDM	tomografia por emissão de pósitrons
TIU	transferência *in utero*
TM	buraco macular
TNM/FIGO	câncer do colo do útero
TOT	*sling* transobturatório
TP	tempo de protrombina
TPE	tratamento de profilaxia pós-exposição
TPHA	*treponema pallidum haemagglutination*
TSH	hormônio estimulante da tireoide
TTG	tumor trofoblástico gestacional
TTPA	tempo de tromboplastina parcial ativada
TV	toque vaginal
TVL	comprimento total da vagina
TVP	trombose venosa profunda
TVT	*tension-free vaginal tape*
VCT	variabilidade a curto termo
VDRL	(teste) *Venereal Disease Research Laborator*
VLT	variabilidade a longo termo
VME	versão por manobras externas
VMI	versão por manobra interna
VPP	ventilação com pressão positiva

Ginecologia

1. Atendimento de Pacientes em Urgências Ginecológicas

- Os serviços de atendimento em urgências ginecológicas têm por finalidade atender diariamente (24 h/24), durante todo o ano, toda paciente passível de manifestar uma patologia ginecológica e/ou obstétrica precoce (menos de 22 semanas)
- De maneira geral, a procura pelos serviços de urgência aumenta a cada ano, o que demanda uma organização do pessoal (enfermeiros e secretários dedicados) e dos locais (sala de espera, sala de atendimento, sala de exames com material de urgência e carrinho de reanimação próximos, sala de ecografia)
- A tabela de plantão deve estar sempre atualizada e rapidamente acessível para facilitar a comunicação: interno e responsável pela ginecologia obstétrica, anestesista, interno e responsável pela anestesia com seus respectivos ramais
- Os atendimentos serão preferencialmente protocolados em um fichário, ficando facilmente acessíveis a todo o pessoal "novato" (internos, novos internos...) e padronizados por alguns pontos. Exemplo: β-HCG em toda mulher em idade procriativa, fator RH em toda mulher que apresente metrorragias do primeiro trimestre
- A principal regra da equipe médica deve ser: não confundir **rapidez** com **agressividade** e **permanecer gentil** frente a pacientes e/ou cônjuges que podem, conforme as circunstâncias, estar muito ansiosos e às vezes serem realmente agressivos

1. Identificar o motivo da consulta

O objetivo de uma urgência é assegurar um diagnóstico rápido e propor um atendimento adaptado, fazendo uma consulta especializada exaustiva de ginecologia associada, se necessário, à realização de exames paraclínicos adequados: exames de sangue, ecografia pélvica e/ou endovaginal.

- **Motivos de atendimento prioritário:** hemorragia importante e/ou sinais de choque, dor aguda (EVA [escala visual analógica] > 8), abuso sexual recente
- **Motivos menos prioritários:** pacientes encaminhadas por um médico (carta ou telefonema) e os pacientes que voltaram para um monitoramento
- **Outros motivos:** as pacientes são atendidas na ordem de chegada

2. Reorientar em algumas condições

Calmamente, na sala de atendimento ou na sala de consulta:
- Esclarecer a solicitação
- Confirmar a ausência de sinal de gravidade ou de urgência
- Pedir um aconselhamento médico

As situações podem ser diferentes:
- Solicitação específica com evidente erro de orientação: orientar a paciente para o serviço ou unidade adequado, explicando o motivo da orientação para um atendimento apropriado. Exemplos: solicitação de ecografia morfológica, solicitação de IVG (interrupção voluntária da gravidez)

- Pedido ou queixa sem qualquer sinal de gravidade nem de urgência e sem consulta anterior em um clínico geral. Se o tempo de espera é longo, pode se propor o encaminhamento da paciente para o clínico geral ou para uma consulta programada com o ginecologista. Essa orientação se faz de acordo com a paciente. Exemplos: solicitação de teste de gravidez sem dor nem metrorragia, solicitação de uma ecografia em começo de gestação por ansiedade...

3. Princípios do atendimento imediato

- Em caso de hemorragia importante, ver os sinais de choque:
  - Verificar as constantes: pulso, pressão arterial, temperatura, frequência respiratória
  - Puncionar acesso venoso de bom calibre (18 G)
  - Fazer uma amostragem de sangue:
    - Hemograma, plaquetas, TP (tempo de protrombina), TCA (tempo de tromboplastina ativada), fibrinogênio
    - Fator RH, fenótipo, pesquisa de aglutininas irregulares
    - β-HCG, CRP (proteína C-reativa)
    - ± tubo verde de reserva para uma eventual complementação de exame (dosagem hormonal, ionograma, ureia, creatinina)
  - Por infusão:
    - Ringer lactato: 500 mL
    - ± PG5 (Plasma-Lyte 500 mL)
  - Chamada imediata da equipe de plantão, inclusive do anestesista
- Em caso de dor aguda (EVA > 8)
  - Amostragem sanguínea: hemograma, plaquetas, TP, TCA, fibrinogênio, β-HCG, fator RH, RAI (*Coombs* indireto) + tubos de reserva para complementação de exame (CRP, exame de função hepática, ionograma sanguíneo, ureia, tira reagente para urina)
  - Começar a ministrar Paracetamol IVL (intravenosa lenta)
  - Deixar a paciente em jejum
  - Chamar a equipe de Ginecologia de plantão

4. Em seguida...

- O atendimento deve dispor de alguém que identifique cada passo para um acompanhamento mais abrangente das coordenadas da paciente, o motivo da consulta, os exames realizados (o preço deles) e o procedimento proposto
- Ao longo do atendimento da paciente, um *e-mail* será enviado ao seu clínico geral e/ou seu ginecologista para garantir a continuidade dos cuidados e da colaboração público/privada
- O conjunto de anotações é revisado por um médico no dia seguinte ao plantão para validar os procedimentos propostos e rever as pacientes hospitalizadas durante a noite, que podem estar a espera de como proceder
- Se for o caso, não hesitar em chamar a paciente para complementar a investigação

2 DOR PÉLVICA AGUDA

Dois objetivos principais
Fazer o diagnóstico o mais rápido possível:
- *Uma vez que é o modo mais eficaz de tratar a dor.*
- *Evita complicações (necrose do ovário em caso de torção anexial, peritonite em caso de apendicite etc.).*

Aliviar a dor enquanto isso.

1. Entrevista e exame clínico (pulso, TA, T°C, tira reagente para urina)

Complementados sistematicamente por uma **ecografia pélvica** (abdominal e endovaginal).

2. Avaliação da dor

Por EVA (escala visual analógica) ou, na falta desta, EN (escala numérica)
- 0 < EVA < 6: Paracetamol® 1 g
- EVA > 6: via venosa + Ringer 500 mL + paracetamol® 1 g IVL
- Adaptar, em seguida, os analgésicos em razão da evolução da dor, da possível patologia (infecção, cólica renal, neurose de mioma), e do contexto da gravidez ou não
- Atenção: não ministrar nalbufina nem AINS (anti-inflamatórios não esteroides) no caso de intervenção/anestesia. Preferir nefopam, no caso de paciente que não esteja grávida (IVSE [intravenosa com bomba de perfusão]) 4 ampolas de 20 mg em 48 cc de soro fisiológico administrado na dose de 2 mL por hora), ou morfina

3. Intravenoso periférico no caso de

- TA (pressão arterial) $\leq 9/4$ + Ringer lactato: 500 mL
- EVA ≥ 6
- T°C > 38,5°C + paracetamol 1 g IVL

4. Exames bioquímicos sistemáticos

- **Tira reagente para urina e urocultura com teste**, no caso de resultado positivo na tira reagente para urina (leucócitos +, ou nitrito +, ou sem +)
- **Dosagem quantitativa de β-HCG plasmático** (exceto em caso de menopausa)
- **Hemograma, plaquetas**
- **CRP**
- **Pesquisa de *Chlamydia* na endocérvice** (PCR), ou na urina

5. Exames complementares eventuais

- Exame pré-operatório (TP, TCA, hemograma, plaquetas, fibrinogênio, RAI, grupo sanguíneo e fator Rh com dupla testagem)
- Hemoculturas, caso T°C $\geq 38,5$°C
- Amostragem da endocérvice por exame bacteriológico no caso de leucorreia patológicas (é inútil coleta vaginal e amostragem do endocérvice, privilegiar endocérvice)

- Aborto espontâneo precoce (ASP)
- Ecografia abdominal/renal
- Consultoria especializada
- Scanner/IRM
- Laparoscopia diagnóstica

6. Tratamento segundo orientação etiológica e tratamento antálgico

Gravidez extrauterina: ver capítulo "Gravidez Ectópica".
Salpingite: ver capítulo "Infecções genitais altas (salpingintes)".
Torção anexial: três princípios de orientação:
- Dor aguda acentuada
- Náuseas e vômitos
- Suspeita de cisto no ovário

O diagnóstico se baseia no toque vaginal bimanual (massa dolorosa laterouterina) e ecografia (imagem de cisto ovariano não vascularizado ou, mais raramente, de fibroma pediculado torcido).

Tratamento com laparoscopia urgente, que com frequência permitirá uma conservação ovariana, essa possibilidade sendo maior quando o espaço de tempo entre o começo dos sintomas e o momento da intervenção é menor.

Cisto hemorrágico do ovário: dois pontos de orientação:
- Dor intensa
- Dor provocada, às vezes advinda de uma relação sexual

O diagnóstico se baseia no toque vaginal bimanual (massa dolorosa laterouterina) e ecografia (imagem de cisto ovariano às vezes com partições ou uma quantidade de líquido e, frequentemente, uma expansão no fundo de saco de Douglas de extensão variada).

O tratamento é essencialmente analgésico, com repouso e acompanhamento rigoroso.

Em caso de grande hemoperitônio, de agravamento de sintomas ou de dúvida, com relação ao diagnóstico, é necessária uma laparoscopia.

Outras causas não ginecológicas:
Trata-se de causas:
- Urinárias: cólica renal, infecção urinária
- Digestivas: apendicite aguda, oclusão intestinal

Elas possuem um tratamento específico.

3 DOR PÉLVICA CRÔNICA

O principal erro a ser evitado em uma sintomatologia com início mais ou menos antigo e podendo, dessa forma, ter um efeito psicológico, é se orientar muito rapidamente para uma origem psicológica, que deve esta ser sempre um diagnóstico de exclusão.

As grandes linhas de ação a serem tomadas como base:
- **Questionário:** periodicidade da dor com relação às regras, à evolução, à posição antálgica, à eficácia dos analgésicos, ao tipo de dor, aos fatores que a ocasionaram, aos sinais de acompanhamento, aos antecedentes, aos perfis psicológico e socioeconômico)
- **Exame clínico +++**
- **Avaliação da dor** por EVA (escala visual analógica) ou EN (escala numérica)
- **Exames complementares em virtude do contexto e dos elementos de orientação:** (NFS [hemograma], plaquetas, CRP, dosagem quantitativa de β-HCG plasmático, ecografias pélvicas...)
- **Tratamento segundo orientação etiológica**

Dores pélvicas crônicas cíclicas

1. Síndrome intermenstrual
- Ocorre em torno do 14º dia
- Sensação de peso na pélvis de curta duração (1 dia, em geral)
- Às vezes, metrorragia intermenstrual
- Inchaço abdominopélvico
- Sinais de aumento de estrogênio
- Exames complementares inúteis (como a ecografia)
- Administração sintomática por tratamento antálgico

2. Síndrome pré-menstrual
- Na semana anterior à menstruação e desaparecimento com o começo dela
- Mastodinias, congestão pélvica
- Irritação e ansiedade
- Cefaleia, enxaqueca catamenial, edemas
- Exame ginecológico normal
- Administração sintomática (analgésica) ou progestogênica na segunda parte do ciclo ou estrogênio-progestogênio, a fim de regularizar o ciclo e, eventualmente, garantir a contracepção

3. Dismenorreias, algomenorreias
Primárias (geralmente funcionais)
- Hipercontratilidade de miométrio
- Distúrbios hormonais
- Fatores psicológicos
- Exame ginecológico normal, mas pesquisar uma má-formação genital responsável por uma retenção menstrual (imperfuração do hímen, diafragma vaginal, hemivagina cega...)
- Tratamento: abstenção ou AINS ou estrogênio-progestogênio

Secundárias ou orgânicas
- Endometriose
  - Dores crônicas em recrudescência pré-menstrual, às vezes associadas a uma dispareunia profunda, à dor evacuatória, a distúrbios urinários, a uma infertilidade
  - Diagnóstico orientado pela clínica (nódulo do septo retovaginal, ligamentos uterossacros doloridos, com nódulos, massa laterouterina)
  - Exames complementares:
    - Ecografia: busca de cisto(s) anexial(is) que evoquem endometrioma
    - IRM: topografia de lesões profundas subperitoneais, ovarianas, ou seja, peritoneais
  - Laparoscopia com finalidade terapêutica e não somente diagnóstica. O diagnóstico de endometriose e a topografa das lesões devem ser feitos antes da cirurgia

O procedimento é adaptado em consequência da sintomatologia apresentada (dor, infertilidade ou os dois). O tratamento cirúrgico pretenderá realizar a retirada das lesões peritoneais, profundas e ovarianas, cuidando para conservar ao máximo o córtex ovariano.

Cistos ovarianos: o tratamento de referência é a cistectomia intraperitoneal após descolamento do cisto da fossa ovárica. Alguns dão preferência à vaporização a *laser* da parede do cisto, que preservará ao máximo a reserva folicular.

Endometriose peritoneal: coagulação das lesões ou vaporização a *laser*.

Endometriose subperitoneal: estando ela situada no septo retovaginal ou no nível dos ligamentos uterossacros, o tratamento deve ser realizado em centros de referência, pois a dissecção às vezes pode ser difícil, e as complicações significativas. Algumas escolas realizam imediatamente ressecções retosigmoides, outras preferem o tratamento tradicional com a preservação do reto, uma vez que as lesões não adentram a mucosa (periviscerite). O tratamento pós-operatório por agonista do GnRH também gera controvérsias. Ele pode ser útil para diminuir as inflamações. Em período pós-operatório, o tratamento buscará obter um hipoestrogenismo e, caso não haja desejo de engravidar, um tratamento por progestogênio pode ser proposto.

- Adenomiose uterina
  - Trata-se de uma doença classicamente da perimenopausa, às vezes com diagnóstico difícil:
    - Menometrorragia e/ou dismenorreia
    - Útero intumescido, mole, sensível
  - Exames complementares:
    - Ecografia: útero intumescido, aumentado de tamanho, assimetria de tamanho entre a parede posterior e a parede anterior, miométrio heterogêneo
    - Histeroscopia: orifícios diverticulares, zonas de hipervascularização focal, cornos uterinos dilatados
    - IRM: adenomioma, às vezes, espessamento da zona juncional
    - Atendimento terapêutico

Tratamento médico pouco eficaz, reservado às mulheres jovens. DIU de levonorgestrel, progesteronas dos grupos pregnano e, principalmente, não pregnano (5°-25° dia), agonista GnRH apenas em pré-operatório para diminuir o risco de anemia pós-operatória.

Tratamento geralmente cirúrgico: ablação do endométrio, em caso de risco de reincidência, histerectomia.
- Más-formações uterovaginais, estenoses orgânicas do colo
  – Dor crescente durante o período menstrual, tornando-se aguda como as contrações
  – Etiologia:
    • Congênitas: más-formações uterovaginais, perfuração do hímen
    • Adquiridas: antecedente de cirurgia do colo (essencialmente conização), antecedentes de sinéquias uteroístmicas
  – Clínico: aspecto do hímen, do colo, do diafragma do hímen côncavo pressionado por um hematocolpos
  – Ecografia: busca de hematometra
  – Tratamento em razão da etiologia

Dor pélvica crônica não cíclica

1. Infecções genitais crônicas
- Buscar antecedentes de procedimentos intrauterinos, salpingites
- Peso na pélvis, leucorreias, metrorragias
- Evolução marcada por aumentos da febre
- Exame clínico: buscar dor à mobilização uterina, uma massa anexial
- Exames complementares:
  • Síndrome inflamatória biológica
  • Amostragem bacteriológica do endocérvice com busca de *Chlamydiae*
  • Ecografia: normal ou hidrossalpinge, abscesso tubo-ovariano, hemorragia intraperitoneal
- Tratamento: laparoscopia com drenagem do abscesso ou salpingectomia ou anexectomia
- Antibioticoterapia probabilística intravenosa, depois oral por 3 semanas, secundariamente adaptada à causa (ver capítulo "Infecções genitais altas [salpingites]")

2. Endometriose pélvica
Ver anteriormente.

3. Fibroma uterino
- Principalmente peso na pélvis em caso de útero volumoso
- Exame clínico: aumento do volume do útero no toque vaginal
- Exames complementares:
  – Ecografia: confirma o diagnóstico, o tamanho, o número e a topografia dos fibromas
  – Histerossonografia: em complementação à ecografia, confirma o caráter intracavitário do fibroma
  – IRM: interesse em pré-operatório antes de miomectomia, ou em caso de tratamento por embolização das artérias uterinas. Precisa o número, o tamanho e a topografia exata dos miomas

- Tratamento: em decorrência da idade e do desejo de engravidar
  - Observação, em caso assintomático e se o tamanho é < 10 cm
  - Tratamento medicamentoso: progesterona (pregnano e, principalmente, não pregnano) para diminuir as hemorragias ligadas às anomalias endometriais associadas
  - Tratamento cirúrgico: miomectomia única ou múltipla, histerectomia por laparoscopia (total ou subtotal), por via vaginal ou por laparotomia (reservada aos úteros volumosos não acessíveis por outra via)

4. Tumores ovarianos benignos ou malignos

- Peso na pélvis em caso de cistos volumosos, também em casos de complicações dolorosas, como torção ou ruptura
- Exame clínico em busca de uma massa laterouterina
- Exames complementares:
  - Ecografia pélvica: busca de critérios de malignidade
    - Tamanho > 5 cm
    - Septações
    - Culturas endo ou exocísticas
    - Tumor misto (composto líquido + composto sólido)
    - Hemorragia intraperitoneal
  - CA125, CA19-9

Na ausência de critério de malignidade, um controle poderá ser realizado em 3 meses. Estratégia terapêutica em caso de cisto:

- Pode-se propor a laparoscopia com cistectomia intraperitoneal ou anexectomia após citologia peritoneal por motivo de idade
- Em caso de suspeita de câncer do ovário: ver capítulo concernente

5. Más posições uterinas

Dolorosas apenas em dois casos:

- Retroversão uterina fixada por aderências (endometriose, infecção, antecedentes cirúrgicos)
- Retroversão de síndrome de Marter e Allen (possibilidade de parto traumático, dor pélvica ortostática, aumentada no esforço, aliviada no decúbito, dispareunia profunda, útero retroverso doloroso e móvel)

Trata-se de situações muito raras: as indicações de seu tratamento cirúrgico são excepcionais, até discutíveis.

6. Causas extraginecológicas

- Digestivas: doenças inflamatórias crônicas do intestino, distúrbios que afetam o funcionamento da digestão, colites funcionais
- Urologia: cisto crônico

Elas necessitam de tratamento específico.

7. Dores ditas naturais

- Sem causa orgânica
- Diagnóstico de exclusão a ser feito com muito cuidado após um exame completo
- Necessidade de atendimento psicológico

4 ANALGÉSICOS

Algumas regras principais
A maneira de manifestação de uma dor é variável, diferente e próprio a cada paciente. O objetivo não é alcançar 0/10 na escala visual analógica (EVA), mas uma gradação aceitável pela paciente.
É mais fácil prevenir a dor que tratá-la uma vez que exista.

Princípios terapêuticos

- Avaliar a dor, fazendo uso das escalas globais (EVA)
- Tratar segundo a avaliação, o tipo de dor e o pedido da paciente
- Avaliar rapidamente os efeitos do tratamento com a mesma escala de avaliação
- Prevenir e tratar os efeitos secundários
- Reavaliar diariamente as necessidades da paciente
- A título indicativo:
  - Demonstração do uso de analgésicos nas dores por excesso de nocicepção, de acordo com três níveis (EVA)

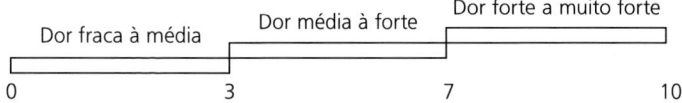

- Nível I: paracetamol
- Nível II: nefopam e tramadol em associação somente ao paracetamol ou codeína, ou em associação ao paracetamol, di-hidrocodeína
- Nível III: morfina, hidromorfona, oxicodona, agonistas puros, após indicação especializada.

Os AINS podem ser utilizados como coanalgésicos em todos os níveis com seus riscos de efeitos indesejáveis renais e digestivos habituais.

Acompanhamento da dor

Meios
- Escala numérica listada de 0 a 10

Quando?
- Na chegada da paciente, para toda a paciente
- Nos pacientes com dor, todos os dias em repouso e em mobilização, antes e depois da administração de analgésicos, com a mesma escala

Principais antálgicos – Níveis OMS

	Posologia por 24 h	Ritmo
Nível 1		
Paracetamol não utilizado em Ginecol./Obstet.	1,5 a 4 g	4 a 6 h
Nível 2		
Codeína	100 a 300 mg	4 a 6 h
Nível 3		
Morfina IV *bolus* ou PCA	não há dose máxima	
Morfina		4 h
Nalbufina 20 mg IV	40 a 80 mg	4 a 6 h
AINS		
Cetoprofeno IV	100 a 300 mg	8 a 12 h
Antálgicos puros		
Nefopan 20 mg IV	80 a 120 mg	4 a 6 h

Exemplos de quadros clínicos

- Cólica renal: paracetamol, AINS ou nalbufina em caso de gravidez
- GEU (gestação extraurinária) com indicação cirúrgica: paracetamol IV ou, se ineficaz, nalbufina
- GEU sem indicação cirúrgica: paracetamol

Efeitos indesejáveis

1. Morfina
   - Constipação (95%): prevenção e tratamento (laxantes osmóticos e/ou estimulantes)
   - Náuseas, vômitos: metoclopradida, domperidona e droperidol (0,5 mg IV lenta)
   - Alucinações, confusão: haloperidol, se ineficaz: parar com a morfina

   Sinais de superdosagem
   - Sonolência com queda de língua para trás
   - Depressão respiratória (FR < 8)
     - **Interrupção do tratamento** e reavaliação com retomada da morfina em doses mais fracas
     - **Urgência**, em caso de depressão respiratória grave: cloridrato de naloxona 1/2 em 1 amp em IV lenta
   ⇒ A Mucomyst® não é mais utilizada

Exemplos

Analgésicos via parenteral em pós-operatório imediato ou em fase aguda.
Analgésicos não morfínicos
Recomendados em caso de cirurgia em área pouco dolorosa ou em caso de contraindicação a outros analgésicos:
- Paracetamol:
    - 1 g, 3 a 4 × em 24 h (excesso: insuficiência hepatocelular)
    - Passar para via oral, assim que possível (eficácia idêntica)

Contraindicações	Efeitos colaterais
Alergia	Eritema
Hepatopatia	Urticária
Alcoolismo	Hepatite
Desnutrição	Trombocitopenia
Insuficiência renal	

- ± Anti-inflamatórios não esteroides (AINS): 50 mg 4 × ao dia, durante, no máximo, 72 h

Em caso de cirurgia, pode-se incluir:
- Nefopan IV, 4 amp de 20 mg em 48 mL de soro fisiológico, administrado na dose de 2 mL/h
- ± Nalbufina {1/2} amp (IVL) 6 × ao dia ou antálgicos morfínicos

Contraindicações	Efeitos colaterais
Úlcera gastroduodenal	Náuseas
Desidratação	Dores abdominais
Tratamento para antivitamínicos K (AVK)	Diarreia
Alergia	Úlcera gástrica
Gravidez	Hemorragia digestiva
Insuficiência renal funcional	Insuficiência renal
Associação a IEC (inibidor de enzima de conversão)	Síndrome nefrótica
	Broncospasmo
	Anemia, agranulocitose
	Hepatite

- Via SC:
    - O pico de ação ocorre cerca de 1 h após a injeção, que deve ser programada de 4 a 6 h
    - Nos pacientes idosos, as posologias serão reduzidas em 50% e deverão ser controladas nos pacientes com insuficiência renal grave
- Via IV:
    - Posologia e modo de administração de acordo com a prescrição do médico anestesista (ou do cirurgião)
    - Titulação de morfina em doses fracionadas de 2 mg IVD, levando em conta a EVA e, sob cuidados, a cor e a FR

5 SOLICITAÇÃO DE TRATAMENTO DE MIOMA UTERINO

Não há indicações para tratar um ou mais miomas não sintomáticos, inclusive em mulheres inférteis, exceto se houver mioma submucoso de tipo 0-1.

Consulta inicial

Podendo ser realizada por todo médico que busca:
- Motivos de consulta:
  - Às vezes, consulta de urgência por hemorragia ou dor pélvica
  - Em outros casos: distúrbios da menstruação (principalmente menorragias ou menometrorragias), dor, origem e peso, polaciúria (diurna ou noturna), constipação, retenção de urina, flebite
- Antecedentes obstétricos, fertilidade da paciente, desejo de engravidar
- Impacto sobre o estado geral da paciente (anemia) e sua qualidade de vida
- Fatores de risco e tratamentos hormonais que segue

Exame
- Ecografia pélvica: endovaginal e abdominal com Doppler:
  - Importante: precisar os principais sintomas clínicos e as informações dadas
  - Objetivos: precisar a cartografia dos miomas (número, tamanho, localização) e buscar uma patologia associada (hipertrofia do endométrio, adenomiose, pólipo uterino, cisto do ovário, até câncer do endométrio, principalmente depois da menopausa)
- Hemograma: busca de anemia
- Citopatológico do colo do útero: controlar ou refazer

Tratamento
- Tratar os sintomas: ácido tranexâmico para as hemorragias, analgésicos para a dor, ferro para a anemia
- Análogos LHRH (hormônio liberador do hormônio luteinizante), durante 3 meses, para corrigir anemia, parar sangramentos, ou reduzir o volume uterino com o objetivo de mudar a via de acesso e o método de tratamento.

Segunda consulta

Com os resultados da ecografia e exames bioquímicos:

Eventual complementação de exame
- IRM pélvica com cortes em T1 e T2, injeção de gadolínio sagital, coronal e transversal: se a ecografia não conter todas as informações necessárias, ou, sistematicamente, quando um tratamento conservador do tipo embolização das artérias uterinas é considerado
- Histeroscopia ± biópsias dirigidas: em caso de dúvida para afastar um câncer do endométrio (raríssimo leiomiossarcoma), principalmente após a menopausa

Atendimento terapêutico
- Informação da paciente com relação aos resultados do exame e as indicações terapêuticas

- Parâmetros sobre os quais se baseiam as indicações terapêuticas: idade, desejo de engravidar, tamanho, número e localização dos miomas, e com certeza parecer da paciente (trata-se de uma patologia benigna para a qual existem diversas possibilidades terapêuticas)
- Indicações terapêuticas de acordo com o tipo de tratamento:
  - Embolização das artérias uterinas
    - Ausência de vontade de engravidar, multípara
    - Mioma único ou miomas múltiplos de localização intersticial
    - Volume global não ultrapassando o umbigo ou 12 cm de diâmetro para um mioma, 15 cm para dois miomas
    - Sem mioma subseroso ou submucoso pediculado
    - Sem mioma necrobiótico
  - Miomectomia laparoscópica
    - Mioma intersticial ou subseroso de menos de 8 cm, número de miomas a serem retirados não ultrapassando 1-3
    - Utilização do morcelador para extrair o(s) fibroma(s) e sutura em dois lugares: possibilidade de ligadura cirúrgica das artérias uterinas associada para diminuir o sangramento peroperatório
  - Histerectomia por via baixa
    - Se o útero não ultrapassar a meia-distância entre a sínfise pubiana e o umbigo, ou peso estimado inferior a 500 g, ou largura inferior a 11 cm
    - Boa permealidade vaginal ou utilização do morcelador
    - Sem patologia anexial ou risco de aderências pélvicas
  - Histerectomia laparoscópica
    - Se o útero não ultrapassar a meia-distância entre a sínfise pubiana e o umbigo, ou peso estimado inferior a 500 g
    - Boa permealidade vaginal ou utilização do morcelador
    - Patologia anexial ou risco de aderências pélvicas
- Indicações terapêuticas de acordo com as características do(s) mioma(s):

Tipo 0	Fibroma submucoso pediculado
Tipo 1	Fibroma submucoso séssil com composição interna < 50%
Tipo 2	Fibroma submucoso séssil com composição interna > 50%

Classificação histeroscópica dos miomas submucosos de acordo com a Sociedade Europeia de Histeroscopia (Wamsteker et al. Obstet Gynecol 1993; 5: 736-40).

  - Mioma submucoso do tipo 0 ou 1 e de diâmetro < 4 cm: miomectomia por histeroscopia
  - Mioma submucoso do tipo 2 ou de volume grande, miomas intersticial ou subseroso não pediculado: ou tratamento tradicional (cirúrgico: miomectomia; não cirúrgico: embolização das artérias uterinas, miólise, tratamento medicamentoso) ou tratamento radical (histerectomia, privilegiando as vias vaginal, laparoscópica ou vaginal-laparoscópica, e limitando a laparotomia aos úteros muito grandes)
  - Mioma subseroso pediculado, se sintomático e, portanto, grande: miomectomia por laparoscopia com morcelação do mioma

Geralmente, há vários tipos de miomas, e é possível associar diversas terapêuticas entre eles, como, miomectomia por histeroscopia + miomectomia por laparoscopia ou miólise.

Na véspera da internação

- Certificar-se da ausência de gravidez, em caso de dúvida (teste β-HCG)
- Certificar-se da ausência de novos elementos que possam influenciar na decisão terapêutica
- Verificar o consentimento, se necessário, que deve estar na ficha
- Verificar se a opção terapêutica está disponível para a realização da intervenção

No pós-operatório

- Tratamento analgésico: sobretudo, após embolização das artérias uterinas e após laparotomia
- Tratamento anticoagulante após intervenção cirúrgica (miomectomia ou histerectomia)
- Após ressecção histeroscópica (segundo as equipes e os resultados): prevenir a paciente de uma segunda intervenção ou de uma eventual histeroscopia de controle
- Após miomectomia:
  - Hemograma: de acordo com a importância do sangramento peroperatório
  - Informar a paciente da qualidade da cicatriz uterina na visão de uma futura gravidez e da necessidade ou não de uma cesariana
  - Recuperar os resultados histológicos
- Após histerectomia:
  - Verificar eventualmente a ausência de impacto ovariano, urinário ou digestivo
  - Recuperar os resultados histológicos
  - Parar com toda contracepção

6 ECOGRAFIA EM GINECOLOGIA

A ecografia geralmente é considerada a "terceira mão" do ginecologista, ainda que continue sendo um exame complementar, realizado apenas depois de um exame clínico e uma anamnese cuidadosa.

Toda ecografia, inclusive as realizadas em urgência ginecológica, deve gerar um laudo que terá uma cópia entregue à paciente. Este deve conter: a identidade da paciente, a data, a indicação, a resposta aos objetivos do exame, assim como a iconografia que ilustra esses objetivos. Deve conter também a identidade e a assinatura do realizador do exame, assim como as informações relativas ao aparelho de ecografia e sua data de início de utilização.

As fotos realizadas devem permitir uma releitura fácil por uma terceira pessoa. Isso só pode ser obtido sistematizando ao máximo os diferentes cortes.

Urgências ginecológicas

1. Hemoperitônio

À ecografia vemos uma lâmina líquida ou hipoecogênica, ou finamente ecogênica do fundo de saco de Douglas, em que podemos mensurar a altura em corte sagital. As imagens podem ser mais heterogêneas, se houver coágulos sanguíneos.

Se o líquido ultrapassa o fundo uterino em corte sagital, o volume do hemoperitônio é de cerca de 300-400 mL.

Se o líquido atinge o espaço de Morisson e as perdas são > 1 L, trata-se de uma urgência cirúrgica.

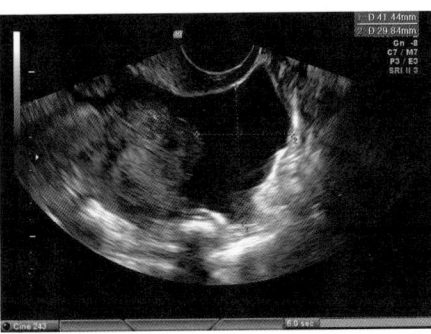

2. GEU

Sinais diretos	Sinais indiretos
• Massa uterina ecogênica, sensível e fixa • ± imagem do fluido, ± vesícula vitelina, ± atividade cardíaca	• Vazio uterino ou pseudossaco • Corpo lúteo ipsolateral na massa uterina • Líquido no fundo de saco de Douglas

⇒ Marcadores vasculares ilíacos e do Doppler sobre o corpo lúteo: coroa hipervascular do corpo lúteo. A massa uterina não apresenta coroa vascular no Doppler.

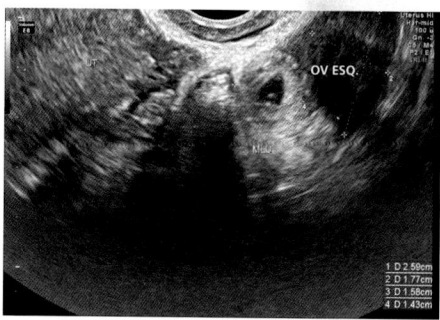

⇒ Deve-se poder distinguir na mesma foto: o útero (UT), a massa uterina (MLU) e o corpo lúteo do ovário.

3. Torção do anexo

O diagnóstico e a indicação cirúrgica continuam clínicos, no entanto, a ecografia mostrará massa anexial ovariana ou tubária.

O Doppler tem uma função mais prognóstica que diagnóstica, uma vez que a vascularização anexial é dupla (pedículo lombossacral ovariano e uterino).

Patologias ovarianas

1. Cisto ovariano

Focar-se-á em definir: seu tamanho, a presença de septo, a presença de estruturas sólidas, a presença de vegetações de mais de 3 mm (projeções papilares), a espessura da parede, o conteúdo do cisto, a vascularização. Atenção aos cistos lúteos que podem imitar todos esses aspectos.

2. Ovário policístico e síndrome dos ovários policísticos

Fala-se de ovário policístico, se ele tiver ≥ 12 folículos de 2 a 9 mm por ovário e/ou seu volume for > 10 mL.

A SOPK associa:
- Os critérios ecográficos

- Uma oligo-ovulação
- Hiperandrogenismo clínico e/ou biológico

Patologias do endométrio

1. Hipertrofia do endométrio

A ecografia coloca em evidência um espessamento difuso do endométrio, de espessura > 15 mm em corte sagital. A junção com o miométrio fica nítida, e a linha endocavitária permanece central. Ela sinaliza um hiperestrogenismo que pode ter origens múltiplas.

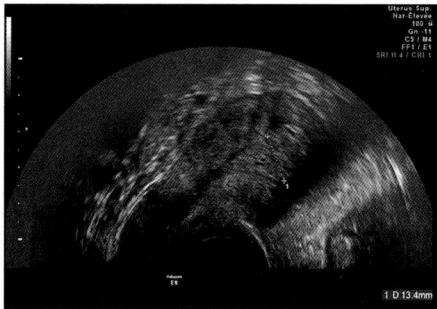

2. Pólipos

Os pólipos são estruturas intrauterinas de tamanho pequeno, arredondadas ou ovulares, hiperecogênicas. O Doppler pode permitir a identificação de seu pedículo vascular.
Eles são mais bem observados no início do ciclo, quando o endométrio é hipoecogênico.

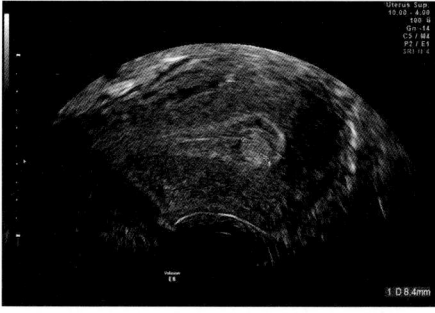

Patologia do miométrio

1. Miomas

Será necessário precisar: seu número, seu tamanho, sua localização e a espessura da parede uterina atrás do fibroma (parede posterior), com o objetivo de tratamento histeroscópico.

O fibroma submucoso fibroso é geralmente mais volumoso que um pólipo e hipoecoico. Seu exame também é ideal na primeira parte do ciclo.

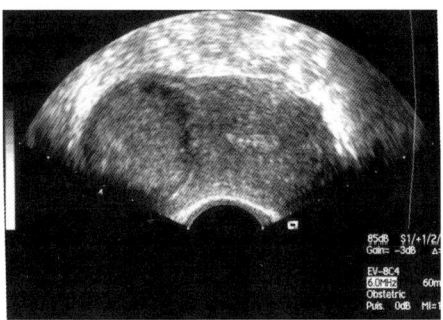

2. Atrofia do endométrio

O endométrio da mulher na menopausa normalmente é inferior a 5 mm em corte sagital. Caso contrário, uma biópsia é necessária.

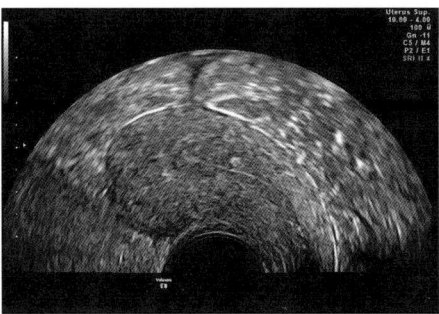

3. Adenomiose

Trata-se da presença de estroma de glândulas endometriais no miométrio. Os sintomas são pouco específicos: menometrorragias, dismenorreias.

A ecografia observa imagens anecoicas císticas intramiometriais. As paredes uterinas são assimétricas em corte sagital.

Outro

1. DIU

Quando ele é bem colocado, a distância entre o alto do DIU e o contorno externo do fundo uterino deve ser inferior a 2 cm.

7 Infecções Genitais Baixas

Micose vulvovaginal aguda

- Corresponde a um desequilíbrio da flora vaginal
- Não faz parte das doenças sexualmente transmissíveis (IST)

Exames complementares

- Não sistemáticos, se clínica significativa e aspecto significativo (filamentos micelianos, mais frequentemente) no exame direto do microscópio
- Coleta de material vaginal (PV), em caso de dúvida

Tratamento

- Tratamento tópico (com óvulo vaginal e aplicação de creme vulvar):
  - Por nitro-5-imidazol: sertaconazol ou fenticonazol: 1 óvulo único à noite, ao se deitar, e aplicação de creme durante 7 dias

Micoses recorrentes

- Mais de 6 vezes por ano, antes/depois da menstruação
- Eliminar outra patologia vulvovaginal (+++)

Exames complementares

- Coleta de material vaginal (PV) com pesquisa parasitológica com antifungigrama (interesse ++, sobretudo, se já foram tentados vários tratamentos)

Tratamento

- Via oral:
  - Fluconazol 150 mg: 1 cápsula/semana no início, depois a cada 2 semanas, após 1×/mês, de 4 a 6 meses (protocolo de Sobel)

Vaginose bacteriana

- Situação frequente (10-20% mulheres adultas), caracterizada por um desequilíbrio da flora vaginal com proliferação anormal de diversas espécies microbianas, principalmente anaeróbicas
- Não se trata de uma vaginite e não é uma doença sexualmente transmissível (IST)

Exames complementares

- Coleta de material vaginal: avaliação do escore de Nugent (teste de referência, utilizando a coloração de Gram para avaliar a composição da flora. Um teste ≥ 7 corresponde a uma vaginose)

Tratamento

- Metronidazol 500 mg: 1 cp × 2/dia, durante 7 dias (tratamento local menos eficaz)
- Ou Secnidazol: 1 sachê de 2 g via oral

Infecção por *Trichomonas*

- IST originada do *Trichomonias vaginalis*, frequente e altamente contagiosa

Exames complementares
- Aspecto típico no exame direto do microscópio
- Coleta de material vaginal

Tratamento
- Secnidazol 1 sachê de 2 g, via oral
- Metronidazol (500 mg) 4 cps, via oral
- Tratamento sistemático idêntico do parceiro

Cervicite ou uretrite por *Chlamydia trachomatis*

- IST bastante frequente em mulheres entre 15-25 anos, geralmente assintomática

Exames complementares
- Coleta de material endocervical com métodos especiais (técnica de amplificação PCR ou LCR)

Tratamento
- Azitromicina (Monodose) 250 mg: 4 cps (1 g) de uma vez por via oral
- Tratamento sistemático idêntico do parceiro
- Em caso de dores pélvicas, cuidar para não ignorar uma infecção genital alta

Infecção gonocócica

- IST não tão comum, mas em constante aumento, podendo causar cervicite ou uretrite
- Aumento preocupante de resistência à maioria dos antibióticos

Exames complementares
- Coleta de material endocervical ou por culturas (cotonete padrão) ou por método especial (técnica de amplificação PCR ou LCR)

Tratamento
- Cefalosporina 3G em tratamento imediato: ceftriaxona 500 mg IM (de preferência cefixima 400 mg, via oral, no caso de aparição de resistências)
- Em caso de alergia comprovada: Azitromicina Monodose 1 g
- Mesmo tratamento por ceftriaxona para o parceiro

Infecção por *herpes simplex vírus* (HSV)

- IST viral frequente, geralmente assintomática ou não, diagnosticada em razão do vírus HSV-1 e HSV-2

Exames complementares
- Coleta de material vesicular com método específico: técnicas de imunofluorescência ou CRP, ou culturas (que implicam uma transferência rápida ao laboratório)

Tratamento
- Em caso de infecção primária:
  - Valaciclovir 500 mg × 2/dia, durante 10 dias
  - Forma grave: hospitalização e aciclovir 5 mg/kg/8 h, IV de 8-10 dias

- Em caso de recorrência:
  - Valaciclovir 500 mg × 2/dia, via oral, durante 5 dias
- Recorrências frequentes (≥ 6/ano): propor um tratamento profilático por valaciclovir 500 mg: 1 cp/dia, durante 6 a 12 meses

8 — Infecções Genitais Altas (Salpingites)

Engloba as infecções uterinas (endometrites) e anexites (salpingites), assim como outras formas complicadas: abscesso tubo-ovariano e pelviperitonites.
Infecções geralmente polimicrobianas.
Patógenos habituais:

- *Chlamydia trachomatis: 10 a 30%*
- *Gonococos: 1 a 10% tornados multirresistentes, tratar, exclusivamente, com cefalosporinas 3G*
- *Micoplasmas: apenas o M. genitalium é patógeno (sem equipamentos de detecção disponíveis), M. hominis e Ureoplasma provavelmente não patógenos fora da gestação*
- *Anaeróbicos: 20 a 50% (difíceis de identificar)*
- *Germes oriundos da flora vaginal: enterobactérias (E. coli: 20 a 30%, klebsiellas), streptococcus, enterococcus...*

Investigações

Coletas microbiológicas (indispensáveis)
- Na endocérvice (após desinfecção do ectocérvice):
  - Pesquisa de *Chlamydia* e gonococo por técnica de amplificação (PCR...)
  - Pesquisa de germes comuns (cotonete padrão ou do tipo Portagerm®)
- No caso de a mulher usar DIU: retirada aconselhada e realização da cultura

Ecografia pélvica: para descartar outro diagnóstico e pesquisar uma complicação: abscesso tubário (acúmulo de pus) ou ovariano, ou de fundo de saco de Douglas
Em caso de dúvida diagnóstica: laparoscopia (com coletas microbiológicas).
Outras coletas são realizadas de acordo com o contexto:
- Hemograma (NFS) + plaquetas e dosagem de CRP: não são muito modificados em infecções genitais altas não complicadas
- β-HCG para eliminar dúvida de gravidez
- Sorologia HIV, hepatites B e C, TPHA-VDRL: somente em caso de risco de IST
- Tira reagente para urina ± urocultura: em caso de diagnóstico de possível pielonefrite
- Hemoculturas em caso de febre ≥ 39°C

Conduta

- Infecção genital alta não complicada: tratamento ambulatório, duração habitual – 14 dias
- Infecção genital alta grave ou complicada: hospitalização e início do tratamento por via parenteral (associando analgésico tipo paracetamol e/ou AINS)
- Princípio: antibioticoterapia de amplo espectro probabilístico
- Em caso de suspeita ou confirmação de gonococos: incluir no início uma injeção IM de ceftriaxona 500 mg (preferível a cefixima oral [400 mg] por causa do aparecimento de resistências)

Infecção genital alta não complicada (antibioticoterapia oral, 14 dias)

- Ofloxacina 200 mg × 2/dia metronidazol
- ou moxifloxacina 400 mg × 1/dia, em monoterapia
- ou doxicilina 100 mg × 2/dia e metronidazol 500 mg × 2 ou 3/dia

Forma grave ou complicada (hospitalização)

Forma grave ou pelviperitonite (*scanner* abdominopélvico para eliminar uma patologia digestiva):
- Iniciar antibioticoterapia por via IV:
  - Mesmos protocolos de via oral (ver acima)
  - ou piperacilina-tazobactam 4 g × 3/dia e ofloxacina 200 mg × 2/dia
- Substituição para via oral 24 h após melhora clínica (duração total: 14-20 dias)
- Pelviperitonite: na ausência de melhora clínica, discutir exploração cirúrgica

Abscesso pélvico
- Iniciar antibioticoterapia por via IV:
  - Mesmos protocolos de via oral (ver acima)
  - ou piperacilina-tazobactam 4 g × 3/dia e ofloxacina 200 mg × 2/dia
- Drenagem do abscesso (por laparotomia) após 24 a 72 h de antiobioterapia
- Acompanhamento clínico regular + hemograma + CRP
- Substituição para via oral 24 h após melhora clínica (duração total: 14-20 dias)

Caso particular de abscesso pélvico por *Actinomyces*
Quadro muito raro, às vezes parecido com tumor pélvico, trata-se de uma infecção por *Actinomyces spp*, bactéria Gram-positiva anaeróbica. Considerá-lo em uma paciente que utiliza DIU e que apresenta abscesso sem sinais inflamatórios significativos. O tratamento se faz com penicilina G IV: 6 a 12 milhões de unidades por dia.

Atendimento do(s) parceiro(s)

- Em caso de gonocócica: ceftriaxona 500 mg, uma injeção IM
- Em caso de *C. trachomatis*: azitromicina de uma única vez
- Relações sexuais com proteção durante, no mínimo, 10 dias

Acompanhamento

- Consulta 3-4 semanas após o fim do tratamento (exames microbiológicos não sistemáticos)
- Discutir laparoscopia em caso de recaída ou cura incompleta

9 VÔMITOS DA GRAVIDEZ

Pesquisa de etiologia

- Gravidez gemelar ou gravidez molar, hipertireoidismo, patologia digestiva (oclusão, apendicite, úlcera etc.) e urinária, hipertensão intracraniana, hepatopatia (hepatites virais), pré-eclampsia
- ⇒ Ecografia, TSH, eletrólitos, hemograma, exame de urina
- ⇒ Verificar sorologias da gravidez
- Fatores externos: problemas do casal, conflitos familiares etc.

Pesquisa de sinais de gravidade

- Vômitos incontroláveis, durante todo o dia, mais de 3 meses
- Ou complicações:
  - Desidratação (cetonúria, hiponatremia, hipocalemia, hipocloremia)
  - Emagrecimento > 5%
  - Insuficiência renal, hipercalcemia
  - Citólise, hiperbilirrubinemia
  - Encéfalopatia de Wernicke (carência de vit. B1)

Em caso de ausência de sinais de gravidade

Tratamento

- Repouso (parar de trabalhar)
- Tranquilizar-se
- Refeições fracionadas e em pequena quantidade
- Evitar as bebidas fora do horário das refeições
- Evitar gorduras e sal
- Parar com o cigarro, ferro, evitar odores fortes
- Antieméticos para receitar:
  - Metoclopramida 1 cp antes das refeições ou em supositório
  - Ou: metopimazina 1-2 cp ou em supositório
  - Ou: domperidona 3-6 cps/dia
- Associar um antiácido: hidróxido de alumínio, alginato de sódio/bicarbonato de sódio/carbonato de cálcio

Em caso de sinais de gravidade

Vômitos incontroláveis, complicados, todo o dia, ou por mais de 3 meses, com perda de peso superior a 5%: hospitalização.

1. Exame
   - Clínico: frequência, líquido, HU (altura uterina [mola?]), TR (apendicite), orifícios herniários (oclusão?)...
   - Hemograma (NFS), CRP, eletrólitos, uricemia, creatinina, exame hepático, Ag HBs, TSH, T3, T4
   - Ecografia obstétrica: vitalidade, líquido amniótico, placenta

- Peso, diurese
- Ecografia hepatovesicular
- Em caso de persistência ou suspeita de patologia orgânica: consulta gastroenterológica (fibroscopia)

2. Tratamento

- Hospitalização
- Isolamento em quarto escuro e tranquilo, sem telefone nem televisão, inicialmente sem contatos exteriores
- Limitar as visitas, que serão acordadas em razão da evolução clínica
- Interromper a alimentação
- Consulta com um psicólogo +/- assistente social
- Administração da medicação
  - Soro glicosado 2 L/dia + NaCl 4 g/L, KCl 2 g/dia (ou PG 5% 2 L/dia) e polivitamínicos: 2 amp/dia
  - Metoclopramida 30-40 mg/dia (3-4 amp/dia)
  - Ou: metopimazina 10-20 mg/dia (1-2 amp/dia)
  - ± Clorpromazina 15 gotas, 3 ×/dia
- Associar facilmente antiácido: hidróxido de alumínio, alginato de sódio/bicarbonato de sódio/carbonato de cálcio, ± ranitidina
- Sonda nasogástrica pode ser, excepcionalmente, necessária

3. Evolução

- Acompanhamento: peso, hidratação, diurese/24 h, eletrólitos em função dos distúrbios
- Realimentação progressiva após 48 h sem vômitos, primeiramente leve, sólida, depois normal 24 h depois, em caso de RAS
- Parar com a hidratação, se não houver vômitos. Em caso de boa alimentação
- Troca por:
  - Metoclopramida 1 cp antes da refeição ou em supositório
  - Ou: metopimazina 1-2 cps ou em supositório
  - Ou: domperidona 3-6 cps/dia
  - Associar facilmente antiácido: hidróxido de alumínio, alginato de sódio/bicarbonato de sódio/carbonato de cálcio, ± ranitidina
- Consulta com a família
- Alta sob pedido
- Ecografia ⇔ avaliação da gravidez

10 Procedimentos em Gravidezes Interrompidas e em Aborto Espontâneo no 1º Trimestre

Dois princípios essenciais

- Ter certeza da interrupção da gravidez: se necessário, 2ª ecografia em 8 dias
- Após dois abortos espontâneos (FCS), necessidade de checagem completa

Três tipos de tratamento

O **tratamento médico** pode ser proposto para tratar uma gravidez interrompida < 14 semanas, independentemente do tamanho do saco gestacional e do embrião:
- Misoprostol: 4 cápsulas (800 µg), via oral, em única vez pela manhã

Repetir em 24 a 72 h, em caso de ausência de metrorragias
- Controle ecográfico 15 dias mais tarde. *Em caso de expulsão incompleta: novo tratamento medicamentoso ou sucção*

O **tratamento cirúrgico** ⇒ revisar condições operatórias habituais e realizar avaliação pré-anestésica:
- 1 cápsula Misoprostol de 200 microgramas, via oral, nas 2 h antes do procedimento
- Sob anestesia geral ou local (bloqueio cervical): sucção suave com cânula transparente
- Antibioticoprofilaxia aconselhada por: C1G: cefazolina: 1 dose de 2 g IVD ou C2G cefoxitina

Expectante: não aconselhada em razão da incerteza de sucesso em prazo aceitável.

Procedimento global

A escolha é da paciente

Tratamento médico	Tratamento cirúrgico
Tempo de expulsão mais longo	Anestesia geral
Risco hemorrágico	Risco de perfuração 1%
Risco de insuficiência	Risco de infecção
Necessidade de acompanhamento	Risco de sinéquias ≈ 10%
Contraindicação em aborto espontâneo hemorrágico	

Exames biológicos
- Grupo sanguíneo, fator Rh: para verificação ou para amostra
- *Coombs* indireto (RAI) para os pacientes Rh negativo e/ou possível sucção
- TP, TCA, fibrinogênio em caso de possível sucção

Tratamento analgésico sistemático
- Paracetamol 4 cápsulas/dia (máx. 6/dias)
- Ibuprofeno
  - 400 mg × 3/dia

- Contraindicações: úlcera gastroduodenal, insuficiência hepática ou renal grave, alergia a ibuprofeno

Indicações da prevenção de aloimunização anti-D

Para toda paciente Rh D negativo:
- Após amostra por *coombs* indireto
- 1 injeção IV ou IM de imunoglobulina anti-D 200 μg
- Sem controle RAI após injeção

Apoio psicológico

Verificar a vacinação contra rubéola. Orientar para a utilização de ácido fólico.

Mifegyne

3 comprimidos seguidos 48 h depois do misoprostol (400 μg) em caso de aborto silencioso (não validado).

11. Abortos Espontâneos Repetitivos, Exame Etiológico

Em caso de três abortos seguidos:
- Histeroscopia ± HSG
- Ecografia com Doppler uterino na segunda fase do ciclo
- Cariótipo dos parceiros
- Glicemia em jejum
- Dosagens hormonais realizadas no 3º dia:
  - FSH, LH, estradiol, AMH
  - Prolactina
  - Testosterona, Δ4-androstenediona, 17-OH-progesterona, sulfato DHA
  - TSH, T3, T4, anticorpos antitireoidianos
- Exame de trombofilia
  - Anticardiolipina
  - Hemograma, TCA
  - Anticoagulante circulante anti-beta-2-glicoproteína 1
  - Homocisteinemia (se patológica: pesquisa de mutação MTHFR C677T)
  - Anticorpos antinucleares
  - As dosagens de proteína C, S, AT III, RPCA ou fator Leiden, G20210A fator II
- Cariótipo do produto do aborto, se possível

12 GRAVIDEZ ECTÓPICA

Estratégia diagnóstica

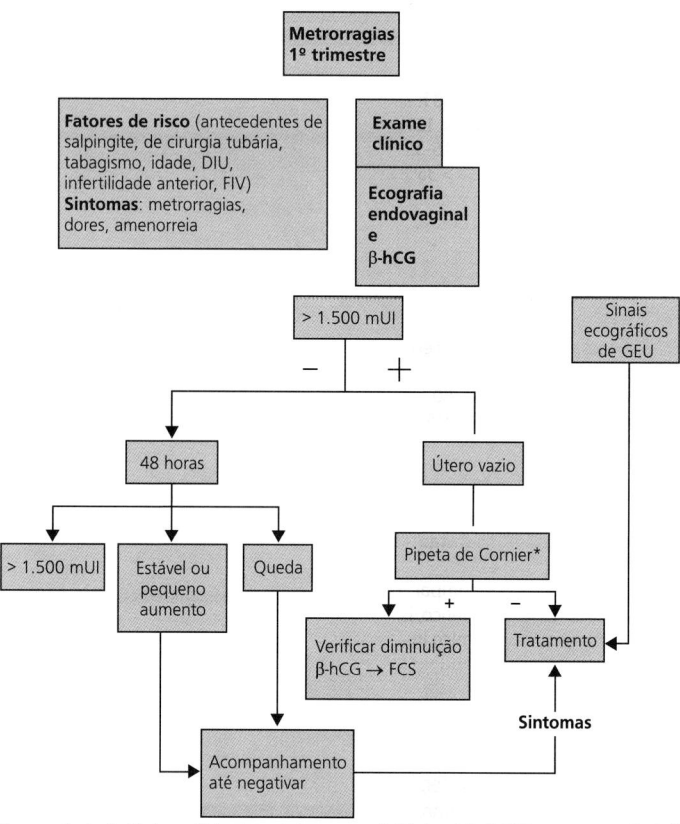

```
                    ┌─────────────────┐
                    │  Metrorragias   │
                    │   1º trimestre  │
                    └─────────────────┘
```

Fatores de risco (antecedentes de salpingite, de cirurgia tubária, tabagismo, idade, DIU, infertilidade anterior, FIV)
Sintomas: metrorragias, dores, amenorreia

Exame clínico

Ecografia endovaginal e β-hCG

> 1.500 mUI — / +

Sinais ecográficos de GEU

48 horas / Útero vazio

> 1.500 mUI / Estável ou pequeno aumento / Queda

Pipeta de Cornier* + / −

Verificar diminuição β-hCG → FCS

Tratamento

Sintomas

Acompanhamento até negativar

*A percepção de vilosidades coriônicas intrauterinas tem sensibilidade média de 70%, portanto, a ausência de tecido coriônico intrauterino não possibilita o diagnóstico formal de GEU, mas a presença possibilita a eliminação desse diagnóstico.

Tratamento

1. Tratamento cirúrgico: radical ou conservador

Incisão
- Laparoscopia
- Laparotomia em caso de contraindicação à laparoscopia (estado de choque hemodinâmico, abdome aderente ou contraindicação anestésica)
- Incisão da trompa, em caso de tratamento conservador com aspiração do trofoblasto por aspirador de 10 mm

Acompanhamento após tratamento conservador
- Dosagem de β-hCG 48 h após a intervenção (em relação à taxa inicial):
  - Em caso de taxa < 15% ⇒ sem controle de β-hCG
  - Em caso de taxa 15-35% ⇒ controle semanal de β-hCG até negativar
  - Em caso de taxa > 35% provável falha ⇒ tratamento com metotrexato 1 mg/kg, IM. Após controle semanal de β-hCG até negativar
  - Alternativa: 1ª dosagem no sétimo dia:

$$R = \frac{\text{taxa hCG dia 7} - \text{taxa hCG dia 0}}{\text{taxa hCG dia 0}} \times 100$$

O 7° dia corresponde ao dia em que a dosagem é feita e dia 0 à taxa inicial do tratamento
  - Em caso de R < -80 ⇒ injeção metotrexato 1 mg/kg
- Em caso de má evolução de β-hCG: discutir cirurgia

2. Tratamento médico

Engloba as formas assintomáticas ou pouco sintomáticas de GEU consideradas como não ativas ou pouco ativas.

Contraindicações do tratamento médico com metotrexato
- Recusa da paciente
- Dificuldades de acompanhamento ambulatorial (paciente que não coopera, afastamento geográfico, isolamento)
- Estado hemodinâmico instável
- Hemorragia intra-abdominal de grande intensidade
- Dores abdominais fortes
- GEU ≥ 4 cm
- Atividade cardíaca visível
- β-hCG > 5.000 (questionável ++ entre 5.000 e 10.000)
- Trombopenia < 100.000/mm^3
- Leucopenia < 2.000/mm^3
- Elevação da creatinina > 130 μmol/L
- Elevação das enzimas hepáticas (ALAT ou ASAT > 2 × normal)
- Escore de Fernandez > 13

Escore de Fernandez

	1	2	3
Idade gestacional	> 49	> 42 < 49	< 42
Taxa de HCG (mUI/mL)	< 1.000	1.500-5.000	> 5.000
Taxa de progesterona (ng/mL)	< 5	5 a 10	> 10 ou desconhecido
Dores abdominais	Ausentes	Provocadas	Espontâneas
Hematossalpingite (cm)	< 1	1-3	> 3
Hemoperitônio	0	1-100	> 100

Exame pré-terapêutico
- β-hCG, progesterona (em caso de GEU considerada ativa, ou na utilização de escore de Fernandez)
- Hemograma + plaquetas, TP, TCA, fibrinogênio
- Creatinina, exame hepático (ASAT e ALAT)

Modalidades do tratamento médico por metotrexato (geralmente realizado em ambulatório)
- 1 mg/kg em IM, ou mesma dose por injeção *in situ* (após punção do saco de Douglas ou hematossalpinge)
- Prescrição de um tratamento analgésico para:
  - Prevenir a paciente do aumento da exacerbação das dores pélvicas que pode ocorrer nas 24 h seguintes da injeção, podendo persistir até o 4º dia
  - Propor afastamento do trabalho em caso de trabalho não sedentário (nos 8 primeiros dias)
  - Tratamento médico realizado com uma taxa de progesterona > 10 ng/mL, adicionar 600 mg de mifepristona

Acompanhamento após tratamento médico
- Dosagem de β-hCG no 7º dia, depois, 1 vez por semana até negativar (em média 30 dias)
- Indicação de uma reinjeção, se no 4º dia R for ≥ 50, no 7º dia R ≥ 15 e 14º dia R < 25
⇒ 2ª injeção IM de metotrexato, mesma dose
⇒ Seguir com o acompanhamento de β-hCG 1 vez por semana
- Em caso de algias intensas, ruptura tubária com hemoperitônio, ou falha após três injeções de metotrexato
⇒ Laparoscopia corretiva
- ± Histerossalpingografia: 3 meses após o fim do tratamento médico (ou seja, 3 meses após negativar de β-hCG) no contexto de um exame de infertilidade

3. Ausência de Tratamento

Indicações
- Paciente assintomática e evolução espontaneamente decrescente de β-hCG

Contraindicações
- Dificuldades de acompanhamento ambulatorial (paciente não cooperativa, afastamento geográfico, isolamento)
- β-hCG > 1.500
- Hemoperitônio > 2 cm

Acompanhamento
- β-hCG 1 vez por semana até negativar

4. Para toda paciente
- Grupo sanguíneo, fator Rh
- Pesquisa de *Chlamydia* por PCR na urina (ou endocérvice)
- **Para toda paciente Rh negativo**, prevenção de aloimunização Rh:
  - Imunoglobulina anti-D 200 μg: 1 injeção IV direta após controle por *coombs* indireto (RAI)
  - Sem controle após a injeção

Casos particulares
- Em caso de GEU cornual, ovariana, abdominal, preferir o tratamento medicamentoso, mesmo se o diagnóstico for feito durante a laparoscopia, por punção-evacuação e injeção sob controle visual. Se a progesterona for > 10 ng/mL, juntar 600 mg de mifepristona
- Do mesmo modo, preferir um tratamento medicamentoso a uma cirurgia laparoscópica, em caso de abdome com aderências, que tornaria a cirurgia laparoscópica difícil
- Em caso de gravidez na cicatriz da cesariana, propor um tratamento medicamentoso com punção direta *in situ* sob controle ecográfico
- Em caso de gravidez cervical, tratamento medicamentoso com possibilidade de embolização superseletiva das artérias uterinas
- Em caso de tratamento laparoscópico tradicional com GEU ativa (atividade cardíaca positiva e/ou progesterona > 10 ng/mL) ou aborto tuboabdominal, é possível administrar sistematicamente uma injeção de metotrexato de 1 mg/kg IM

Resultados
- Os índices de sucesso do tratamento radical são próximos a 100%
- Os índices de sucesso do tratamento tradicional são de 90% e próximos a 100%, se houver aplicação sistemática de metotrexato
- Os índices de sucesso do tratamento medicamentoso são de 85%

Fertilidade
Ela é praticamente idêntica, qualquer que seja o tratamento proposto.

13 DOENÇAS TROFOBLÁSTICAS

Em caso de suspeita ecográfica de mola hidatiforme

- β-hCG quantitativos
- Exame pré-operatório
- Aspiração com um controle ecográfico
- Syntocinon® IV ao fim da intervenção
- Anatomopatologia
- Nenhum exame de avaliação de doença disseminada
- Em caso de mola confirmada:
  – Controle ecográfico do vácuo entre o 7º e o 14º dia: 2ª aspiração em caso de restos (imagem de diâmetro anteroposterior > 17 mm)
  – Nunca fazer uma 3ª aspiração
    ○ Acompanhamento de β-hCG 1 vez por semana (no mesmo laboratório ++) até negativar
    ○ Depois, em caso de mola completa: acompanhamento mensal de β-hCG durante 12 meses (6 meses em caso de negativação em < 8 semanas)
    ○ Depois, em caso de mola parcial: acompanhamento mensal de β-hCG durante 6 meses
    ○ Contracepção eficaz (combinada) durante o período de acompanhamento

Em caso de tumor trofoblástico gestacional (TTG) pós-molar

- Cerca de 15% das molas completas e 3% das molas parciais evoluem para um TTG
- Critérios de diagnóstico de TTG após aspiração de uma mola:
  – Aumento de β-hCG em 3 dosagens semanais consecutivas, em menos de 2 semanas (dia 0, dia 7, dia 14)
  – Estagnação de β-hCG em 4 dosagens semanais consecutivas, em 3 semanas (dia 0, dia 7, dia 14, dia 21)
  – Persistência de hCG positivo em 6 meses
  – Diagnóstico histológico de coriocarcinoma
- Em caso de diagnóstico de TTG, exame de ressonância magnética pélvica e cerebral e tomodensitometria toracoabdominal (± contagem das metástases pulmonares por radiografia pulmonar simples)
- Cálculo do escore FIGO (ver Capítulo 28) com exame de extensão (≤ 6 = baixo risco; ≥ 7 = alto risco)
- Exames: hemograma-plaquetas, eletrólitos, ureia, creatinina, exame hepático
- Monoquimioterapia por Metotrexato® em caso de baixo risco e poliquimioterapia (EMA-CO, BEP) em caso de alto risco

Em caso de metrorragias persistentes sem explicação após parto normal

- Sempre pensar em diagnóstico de tumor trofoblástico gestacional de pós-parto
  - Dosagem de hCG quantitativo (muito elevado, geralmente > 100.000 UI/l)

Em caso de "triploidia" na anatomopatologia de gravidez interrompida

- Fazer a releitura das lâminas para afirmar ou invalidar a mola hidatiforme

Para toda paciente

- Contratar o centro de referência de doenças trofoblásticas
- Ou contatar o centro especializado de sua região (um centro especializado por região)
- O centro envia dois documentos:
  - Formulário de consentimento a ser assinado pela paciente
  - Formulário de informações a ser devolvido ao médico
- A paciente receberá, em seguida, um documento de informação sobre o tipo de doença trofoblástica da qual é portadora (mola ou TTG)
- O centro recupera diretamente os resultados dos β-hCG a nível de laboratório, envia regularmente a curva de decaimento dos β-hCG, alerta o médico em caso de evolução anormal dos β-hCG, prevê a releitura por um patologista de referência e, imediatamente, reenvia os documentos ao médico.

14 INTERRUPÇÃO VOLUNTÁRIA DE GRAVIDEZ (IVG)

Legislação francesa

- IVG = missão do Estado
- Prazo limite: 14 semanas (SA)
- Tempo de reflexão: 7 dias ou prazo de urgência para não ultrapassar de 14 semanas (SA)
- Consulta psicossocial proposta sistematicamente, OBRIGATÓRIA em caso de mulher menor de idade
- Autorização dos pais ou adulto responsável em caso de menor de idade
- Escolha entre aspiração (anestesia geral ou local) e método medicamentoso (com ou sem hospitalização) respeitando o prazo limite e as contraindicações
- Fator Rh, RAI, injeção de imunoglobulina anti-D 200 em casos de Rh negativo
- Boletim estatístico nacional anônimo
- Cláusula de consciência possível que, obrigatoriamente, deve ser enviada a um médico que poderá realizar o IVG, caso contrário se trata de um crime de IVG

Percurso da mulher com solicitação de IVG

- Consulta pré-IVG precedida de atendimento de terapeuta conjugal e familiar
- Ecografia sistemática aconselhada
- Em caso de decisão tomada: consulta de IVG marcada para 1 semana depois
- Em caso de dúvida, a paciente fará mais uma ou várias consultas, se necessário, + propor uma entrevista +++
- Consulta com uma assistente social, se necessário o procedimento
- Consulta para uma visita de controle entre o 14º dia e o 21º dia ± consulta psicossocial pós-IVG

1. IVG cirúrgica

- ASPIRAÇÃO apenas (jamais curetagem) até a 14ª semana (Bip 32 mm seja 97ª percentual de 14 semanas)
- Exemplo de protocolo (não existe um consenso):
  - Mifepristona: 1 cápsula na noite anterior
  - Misoprostol pela manhã ao acordar: 2 cápsulas, se não houver sangramento, 1 em caso de sangramento pós-mifepristona
  - Alprazolan e zolpidem facultativos na noite anterior
- Em caso de aspiração com anestesia local:
  - Cetoprofeno supositório + alprazolan 0,5 na chegada
  - Lidocaína 1% 10 cc no colo ou no fundo do saco
  - Protóxido de nitrogênio
  - Em caso de IG > 12 semanas: perf. G 5% + 1 g de paracetamol + orientação ecográfica aconselhada
  - Duração da hospitalização: 4 h

- Em caso de aspiração com anestesia geral:
  - Consulta pré-anestésica com exame pré-operatório
  - Útero menos tonificado, risco de perfuração uterina por IVG mais significativo
  - A escolha da anestesia deveria ser feita pela mulher, mas depende de cada lugar em que será realizado procedimento
  - A experiência de IVG não depende do método, mas da escolha da mulher

2. IVG medicamentosa

- Prazo: até a 7ª semana (em alguns lugares até a 9ª semana)
- 2 tempos: mifepristona 600 mg (3 cps) seguida 48 h depois de misoprostol 400 μg (2 cps oral ou sublingual, jamais intravaginal)
- Em caso de hospitalização: acompanhamento 3 h depois do misoprostol
- Em caso de IVG a domicílio: fornecer as indicações de acompanhamento ++ e pegar o número de telefone
- Expulsão:
  - 2-5% após mifepristona
  - 90-95% após misoprostol, dentro de 48 h (pico de frequência: entre 3 e 12 h)
  - Falha: 2-5%
- Em caso de IVG medicamentosa a domicílio:
  - Consulta pré-IVG em estabelecimento ou com um médico que atenda a domicílio
  - Com quem? Um ginecologista ou um clínico geral que tenha um convênio com o centro de atendimento
  - Condições: < 7 semanas, domicílio a menos de 1 h do centro de atendimento com aparelhagem técnica, paciente acompanhada
  - Papel do centro de atendimento: acolher as pacientes em caso de impossibilidade de atendimento pelo médico prescritor em caso de complicação (aconselhamento, urgência hemorrágica, falha do método)

3. Complicações a curto prazo mais frequentes

Hemorragia

- Quantificar o sangramento
- Certificar-se ou reagir +++, uma vez que a importância do sangramento pode justificar uma aspiração de urgência
- Em caso de febre: ela não pode passar de 24 h
- Dores: devem ceder aos analgésicos de nível 1 e 2, propagam-se por vários dias, mas sem ultrapassar de 8 a 10 dias
- Leucorreias: não devem ter odor ou ser purulentas
- Caso particular de hematométria:
  - Ocorre precocemente, nas horas seguidas a IVG
  - Dor intensa com palpitação abdominopélvica e altura uterina anormalmente elevada
  - Apenas uma ação a ser feita: REASPIRAR com URGÊNCIA para um cuidado imediato da paciente

Síndrome do 3º-5º dia
- Ocorre entre o 3º e o 5º dia de uma IVG
- Consiste em:
  - Febre de 39° durante 24 h
  - Expulsão de coágulos que podem ser volumosos
  - Dores pélvicas reativadas
    - CERTIFICAR-SE +++ a paciente
    - Não hospitalizar nem intervir novamente
    - Síndrome que cede espontaneamente em um período de 24 a 48 h: rever o diagnóstico, se os sintomas persistem além de 48 h

Retenção pós-IVG
- Trata-se de uma urgência relativa: não se precipitar
- Retenção ovular completa, seja a gravidez evolutiva ou não: justifica aspiração
- Retenção trofoblástica ou hemática
- Nuance nem sempre evidente na ecografia
- Dosagem de β-hCG: decrescente < 10% no 14º dia
- Reaspiração não urgente
- Tratamento medicamentoso por misoprostol: não consensual

Aspectos psicológicos

A IVG sempre é uma prova na vida de uma mulher. A realização de uma IVG, no entanto, não expõe sistematicamente a complicações físicas: as complicações, como a depressão, são mais frequentes em *post-partum* que em *post-abortum*. A decisão da mulher, respeitando sua escolha e sua história de vida, deve ser bem acolhida, pluridisciplinarmente, se necessário (médico, assistente social, terapeuta conjugal, psicólogo), e ser para a mulher o momento de uma reflexão sobre si mesma.

Contracepção pós-IVG

Ela não tem nenhuma especificidade, além de fazer a mulher compreender as circunstâncias de surgimento de sua gravidez para lhe propor os meios de contracepção que existem e lhe possibilitar a escolha daquele que melhor se adapta à sua situação. A melhor contracepção é a que a mulher escolhe, observando as contraindicações.

As diferentes modalidades:
- Contracepção hormonal oral, percutânea, subcutânea, posterior ou intravaginal: começar no mesmo dia
- DIU (cobre ou levonorgestrel): pode ser colocado em *per* IVG por aspiração, ou na consulta de controle em caso de IVG medicamentosa
- Com reavaliação contraceptiva na consulta de controle de vacinação (rubéola)

15 Interrupção Medicamentosa de Gravidez (IMG) (> 15 Semanas)

Princípios gerais

- Certificado de pré-natal preenchido e assinado pelo CPDP (dois médicos de referência)
- Pedido de IMG assinado pela paciente
- Consulta pré-IMG com o médico ou diagnóstico pré-natal (DAN) de uma doula e proposição de encontro com o psicólogo
- Médico de referência
- Exame pré-operatório (documento do grupo em dia, RAI < 72 h com consulta de anestesia
- Programação de IMG (pela escala do bloco obstétrico ou pela secretaria)
- Antecipar a necessidade, ou não, de feticídio

Etapas

1. 48 h antes da hospitalização

Mifepristona 200 mg: 3 cps *per os*, salvo em condições locais muito favoráveis.

2. Hospitalização

- À noite: colocação de dilatador cervical hidroscópico no colo uterino
- No mesmo dia:
    - Jejum
    - Transferência a uma sala de parto
    - Colocação de uma via de acesso venoso
    - Ministrar analgesia peridural
    - Retirada do dilatador cervical hidroscópico
    - Ruptura das membranas (ou, senão, assim que possível)

Feticídio (apenas para gravidez > 22 semanas).

Acompanhamento

- 1º exame clínico de referência
- 2 cps de misoprostol/4 h, por via intravaginal (max: 8 caps/24 h). Em caso de útero cicatricial: 2 cps de misoprostol na 1ª administração, depois 1 cp a cada 4 h (via intravaginal)
- Possibilidade de repetir o mesmo protocolo no dia seguinte
- Exame de condições locais a cada 4 h (exceto se houver intensificação das contrações uterinas)
- Anestesia peridural
- Em caso de peridural contraindicada:
    - Se houver dores: paracetamol 1 g × 3/dia
    - Se for insuficiente: Cloridrato de nalbufina 1 amp 20 mg IV diluída em uma ampola de 100 mL de G5 em 30 min, pode ser repetido 1 vez/4 h

Expulsão

- Controle ecográfico sistemático da evacuação uterina ± revisão uterina, se < 18 semanas
- Acompanhamento de hemorragia do *post-partum*

Após expulsão

- Certificar-se do acompanhamento psicológico (psicólogo etc.)
- Certificar-se que os trâmites administrativos estão em andamento
- Prevenir o aumento da produção de leite a partir da 18ª semana: cabergolina 2 cps
- **Prevenção aloimunização em caso de Rh negativo:** imunoglobulina anti-D

3. Prever visita pós-IMG

Segundo etiologia (cf. consulta pré-IMG).

IMG – procedimento

Etapas	Operações	Sim/ data	Não/ explicações
Diagnóstico	Eco: descoberta de uma anomalia		
• Anúncio do diagnóstico	Eco de controle – confirmação da anomalia		
• Providenciar as condições do anúncio inicial	Consulta com o médico de referência		
• Escolher o momento e o local do anúncio	Exames complementares eventuais		
• Acompanhamento individual e privilegiado	Consulta com a equipe		
	Ligação com a psicóloga		
Decisão	Apresentação dos relatórios do responsável pela equipe antenal pluridisciplinar		
• Comunicar sobre certezas e incertezas			
• Preservar o futuro	Apresentação das conclusões do responsável pela equipe ao casal em uma consulta individual		
	Decisão de IMG		
	Encontro com o responsável pela equipe para informações administrativas		
	Decisão com relação ao corpo		
Hospitalização	Apresentação do relatório ao responsável pela equipe		
• Acompanhar os parentes			
• Escutar			
• Objetivação do luto			
	Aplicação do protocolo terapêutico obstetrício		

Etapas	Operações	Sim/ data	Não/ explicações
Ato médico • Envolver a criança como identidade • Acompanhar os parentes • Organizar o trabalho em equipe	Expulsão em presença do médico de referência		
	Realização de fotos no envelope		
	Realização de amostragens e radiografia do esqueleto segundo o protocolo		
	Apresentação do corpo sob pedido do chefe da equipe		
	Finalizar os documentos administrativos pelo médico de referência		
	Deposição do corpo em anatomopatologia ou na câmara mortuária		
Dia de hospitalização • Preparar a saída	Explicações médicas Apresentação das associações de parentes de luto, grupos de ajuda		
	Proposição de um acompanhamento ± aconselhamento genético = traçabilidade		
	Finalização do relatório com resumo da hospitalização		

É sempre aconselhável que o médico esteja acompanhado por outro cuidador, a fim de assegurar a coerência do discurso, a diversidade da escuta e a continuidade no acompanhamento.

Anotar todos os atos e informações praticadas no relatório, idealmente um subrelatório "IMG" estruturado para traçar cada etapa.

Após a saída = juntar os elementos de exploração (autópsia, biologia, radiografias...) necessários ao responsável pela equipe.

16 CONTRACEPÇÃO

1. Hormonal

Pílula com estrogênio e progestogênio
- 35 gramas: Diane® 35 – Holgyeme® – Cilest® – Effiprev® – Diclin®
- 30 gramas: Trinordiol® – Daily-Gé® – Varnoline® – Jasmine®
- 20 gramas: Leelou® – LOVALULO® – Cycleane® – Meliane® – Yasmin® – Yaz® – adesivo contraceptivo
- 15 gramas: Melodia® – Minesse® – anel vaginal (NuvaRing®)

Métodos de escolha: jovem nulípara.
Contraindicações absolutas:
- Antecedentes tromboembólicos venosos ou arteriais
- Antecedentes de cânceres hormonodependentes
- Tabaco após os 35 anos
- Diabetes/dislipidemia grave
- Lúpus
- Doenças hepáticas

Acompanhamento:
- Clínico: 1 vez por ano
- Biológico: glicemia, colesterol, triglicérides nos 3 a 6 meses após o início do método, depois a cada 5 anos, exceto quando houver antecedente

Prescrever contracepção de urgência.

Os progestogênios
Microprogestogênios (minipílulas):
- Desogestrel
- Levonorgestrel

Para serem tomadas continuamente em horários fixos (máximo de 3 h de atraso para levonorgestrel).
Contraindicações:
- Antecedentes tromboembólicos evolutivos
- Tumores sensíveis aos progestativos
- Patologias hepáticas severas
- Efeitos secundários *(spottings)*

Implante subcutâneo de etonogestrel: eficácia 3 anos.

Macroprogestogênios: acetato de nomegestrol e acetato de ciproterona 20 ou 21 dias/mês.
Contraindicações:
- Antecedentes tromboembólicos venosos
- Sem autorização como contraceptivo

2. DIU

- Métodos de escolha: para mulheres multíparas (mas possível para mulheres nulíparas)
- Eficácia de 5 anos
- Cobre *vs.* progesterona (progesterona permite combater as hemorragias e reforça a eficácia contraceptiva)
- Contraindicações:

- Suspeita de gravidez
- Grandes infecções genitais recentes
- Más-formações congênitas
- Sangramentos não explicados
* Contraindicações do DIU com progestogênio: as mesmas que para a minipílula
* Efeitos indesejáveis:
  - Síncope vasovagal
  - Perfuração
  - Endometrite
  - Menorragias

3. Local
    * Preservativos masculinos: contracepção de escolha em caso de parceiros ocasionais ou múltiplos
        - ± junto com uma pílula contraceptiva
        - Único meio de prevenção de IST
    * Diafragmas, espermicidas não têm prevenção contra IST

17 CONTRACEPÇÃO DE URGÊNCIA

Objetivos
*Permitir a **toda mulher exposta à gravidez**, em seguida a uma relação sexual desprotegida, diminuir o risco.*

Quais situações expõem ao risco de gravidez?

- Toda relação sexual (RS) desprotegida ou não totalmente protegida, qualquer que seja o dia do ciclo, incluindo as "relações incompletas" com ejaculação na vulva
- Todo esquecimento de contracepção combinada (COP) ou microprogestogênio (desogestrel) superior a 12 h (em caso de relação sexual nos 7 dias precedentes) ou microprogestogênio nas 3 h
- Vômitos de contraceptivos orais (CO) ou forte diarreia: em caso de relação sexual nos 7 dias precedentes

Três contraceptivos de urgência (CU) estão a nossa disposição em 2011: dois hormonais, um mecânico: levonorgestrel, acetato de ulipristal, DIU.

Levonorgestrel

- 1,5 mg de levonorgestrel, progestativo de referência de 2ª geração
- Excelente tolerância
- Nenhuma contraindicação: venda livre
- Uma pílula única
- Eficácia: maior, se for tomada cedo: o ideal estando entre as primeiras 24 h após a relação sexual e até 3 dias
- Em caso de dúvida sobre a utilidade de tomar um contraceptivo de urgência: melhor tomá-lo para não ter o risco de uma gravidez indesejada, podendo culminar em uma IVG

Recados importantes

- Não há risco de tomar vários comprimidos de Levonorgestrel no mesmo ciclo
- Atentar para a importância de um teste de gravidez (urinário) a partir do 15º dia a menor dúvida:
  - Atraso da menstruação
  - Menstruação de aspecto, duração ou quantidade inabituais
  - Sinais de gravidez
  - Necessidade de confirmação
- Refazer o teste de gravidez em caso de resultado negativo ou dúvida, ou passar a um teste sanguíneo de β-hCG
- Explicar a importância de um recurso como o contraceptivo de urgência, mas a utilidade também de adotar uma contracepção que limite o risco (contraceptivo oral, adesivo contraceptivo, anel, implante, DIU)

Caso particular de "recidivas"

- Recidivistas: termo extremamente pejorativo no julgamento. Essas mulheres, que utilizam várias vezes a contracepção de urgência, estão mais expostas ao risco de gravidez
- Interrogar-se sobre a qualidade do diálogo anterior para que a situação não se repita
- Retomar as explicações, sensibilizar novamente ao risco de gravidez, mas sempre dizer que, em caso de nova necessidade, não hesitar em voltar

Ulipristal

- 30 mg de ulipristal
- O ulipristal é um agonista-antagonista do receptor da progesterona
- AMM no 5° dia em contracepção pós-coital
- Relatório de avaliação clínica complexa: aumento da eficácia não demonstrada (revista *Prescrire* n° 314, dezembro 2009), portanto: a ser aprofundado
- ASMR 4
- Apenas sob prescrição médica

Qual contracepção de urgência escolher entre levonorgestrel e ulipristal?

- Idade, prescrição e hábitos contraceptivos a serem levados em conta
- Não perder de vista que, com ulipristal
  - Apenas 1 comprimido por ciclo, (para levonorgestrel, não há limite)
  - Relações protegidas até a menstruação seguinte (para levonorgestrel menstruação de 7 dias)
  - Não utilizar simultaneamente ulipristal e levonorgestrel
  - Prescrição obrigatória
  - Menores: sem liberação gratuita e anônima
  - http://www.has-sante.fr/portail/upload/docs/applicatin/pdf/2010-04/synthese_davis_ellaone_-_ct-7137.pdf

Dispositivo intrauterino DIU

- Apenas sob prescrição médica
- Indicação: quando a relação sexual com risco de gravidez for superior a 3 dias
- Pode complementar uma contracepção de urgência além de 3 dias
- Pode ser colocado até 5 dias após a teórica ovulação
- Não é contraindicado para nuligestas
- Pode ser contracepção pós-coital e contracepção a longo prazo
- Eficácia de 99%

18 Pedido de Esterilização Tubária

Consulta inicial

Pode ser realizada por qualquer médico, seus objetivos são os seguintes:
- Assegurar-se do motivo do pedido e de sua legitimidade (idade, eventual tutor, ausência de esterilidade definitiva preexistente)
- Traçar o histórico da contracepção e das gravidezes da paciente, justificando seu pedido
- Pesquisar os fatores de risco de complicações relacionadas com a contracepção
- Informar e obter a opinião no que concerne à alternativa possível que constitui a esterilização masculina
- Pesquisar as contraindicações relativas ou definitivas aos métodos de esterilização: contraindicação à anestesia geral, alergia ao níquel, antecedentes de laparotomia(s) obstrução tubária potencial, (antecedente de GEU, cirurgia tubária, infertilidade tubária conhecida...)
- Fornecer informação sobre as diferentes técnicas de esterilização com sua via de acesso (laparoscopia, histeroscopia, minilaparotomia ou vaginal)
- Expor a balança riscos-benefícios à paciente, bem como o caráter definitivo da esterilização
- Informar o prazo legal de 4 meses de ponderação a partir da data desta consulta
- Preencher o formulário justificando a consulta e especificando a data
- Encaminhar a paciente a um cirurgião que realize esse tipo de intervenção

Segunda consulta

Realizada pelo cirurgião responsável pela intervenção, ela tem por objetivo:
- Certificar-se que, na primeira consulta, todos os itens descritos anteriormente tenham sido respeitados
- Repetir a informação sobre as diferentes técnicas
- Saber qual é a escolha da técnica pela paciente ou fazer essa escolha de acordo com as contraindicações e recomendações:
    - Para a laparoscopia e a colocação do Filshie *clip* em cada trompa:
        - Vantagens: poucas chances de falha, eficácia imediata, não interfere no ciclo menstrual, em caso de não repercutir na função ovariana
        - Inconvenientes: necessidade de uma anestesia geral, riscos da laparoscopia
    - Para a histeroscopia e a colocação de implantes contraceptivos tubários em cada trompa:
        - Vantagens: poucas chances de falha (< 5%) ligadas à impossibilidade de ver os orifícios tubários, não interfere no ciclo menstrual nem na função ovariana, sem anestesia geral, procedimento ambulatorial
        - Inconvenientes: deslocamento do implante, risco de perfuração tubária, prazo para se tornar eficaz de 3 meses, em caso de ausência de deslocamento

- Prever consulta com anestesista, se necessário, e exame pré-operatório de acordo com a rotina da equipe
- Obter o consentimento assinado pela paciente (ou pelo seu tutor)

Dia do procedimento

- Certificar-se da ausência de gravidez, em caso de dúvida (β-hCG)
- Certificar-se da pré-medicação para laparoscopia e da administração de um AINS para os implantes contraceptivos tubários
- Verificar se o consentimento da paciente está no relatório

Conduta pós-operatória

- Em caso de implantes contraceptivos tubários
  - Alta na mesma noite
  - Prescrição de contracepção por 3 meses + prescrição de antálgico para alguns dias
  - Consulta para um controle radiológico sem preparo ou uma ecografia 3D (de acordo com a rotina da equipe) em 3 meses
  - Segundo o resultado das imagens iniciais (implante(s) em posição muito distal): histerossalpingografia para certificar-se da ausência de permeabilidade tubária
- Em caso de colocação de *clip*:
  - Alta na mesma noite, mais frequentemente após 24 h, às vezes 48 h, de acordo com o estado da paciente
  - Sem controle especial nem contracepção
  - Prescrição para a retirada dos pontos após 5 dias + prescrições de antálgicos
  - Prescrição de anticoagulante por 10 dias adaptado segundo os fatores de risco tromboembólico da paciente

19 EXAME DE PRÉ-FERTILIZAÇÃO *IN VITRO* E INFERTILIDADE

Plano administrativo

- Autorização de AMP (formulário laranja) com:
  - Duas fotos 3 × 4 (Senhor e Senhora)
  - Cópia da carteira de identidade (Senhor e Senhora)
  - Certidão de casamento ou de vida em conjunto de mais de 2 anos
- 100% da paciente válida (formulário violeta, art. 322.3-12)

Exame

1. Para a mulher

- Peso, altura
- Avaliar a duração e regularidade dos ciclos
- Histerossalpingografia
- Ecografia pélvica com contagem de folículos antrais
- Exame hormonal terceiro dia: FSH, LH, estradiol, AMH
- Sorologias que datam de menos de um ano: HIV-1 e 2, AgHBS, anti-HBS, anti-HBc, hepatite C, TPHA/VDRL, toxoplasmose, rubéola
- E, complementarmente, se necessário:
  - Histeroscopia, biópsia do endométrio, relatório de laparoscopia
  - Prolactinemia, TSH, testosterona, Δ4-androstenediona, succinato desidrogenase, 17 hidroxiprogesterona
  - Ecografia Doppler (contagem dos folículos antrais em início de fase folicular, endométrio, índice de pulsatilidade das artérias uterinas em fase lútea)

2. Para o homem

- Espermograma, espermocitograma e teste de migração e sobrevivência
- Espermocultura
- Sorologias que datam de menos de um ano: HIV-1 e 2, AgHBs, anti-HBS, anti-HBc, hepatite C, TPHA/VDRL
- E, complementarmente, se necessário:
  - Dosagens hormonais (FSH, testosterona, LH), prolactina
  - Consulta com o urologista
  - Cariótipo com pesquisa de microdeleções do cromossomo Y, em caso de possível ICSI, com pesquisa de microdeleção em caso de *oligoastenoteratospermia* severa ou azoospermia e exame testicular

Modalidades praticadas

- Casal advertido (tel. _____) para:
  - Entrevista
  - Reunião de informações aos casais
  - Consulta com o anestesista
- Informar sobre os procedimentos da unidade de reprodução

20 Síndrome da Hiperestimulação Ovariana (HSO)

Complicação frequente em tratamentos de FIV e de indução da ovulação (1-10%), a síndrome da hiperestimulação ovariana pode ser grave (1 morte/500.000).
Fatores de risco:
- *Ser jovem.*
- *Pouco peso.*
- *Antecedente de HSO.*
- *Dose elevada de gonadotrofinas.*
- *Aumento rápido e importante das taxas de estradiol.*
- *Síndrome dos ovários policísticos.*

Forma mínima – Grau I

1. Diagnóstico
- Aumento do volume abdominal
- Dores abdominais moderadas
- Náuseas
- Ecografia: ovários grandes multicísticos < 8 cm, sem ascite

2. Exame biológico
- Hemograma, plaquetas, eletrólitos, ureia, creatinina, proteinograma
- β-HCG plasmático quantitativo

3. Tratamento
- Repouso em casa
- Analgésicos, antipasmódicos

Forma moderada – Grau II

1. Diagnóstico
- Náuseas, vômitos, diarreia, ascite, dispneia, hidrotórax
- Ecografia: ovários de 8 a 12 cm de maior eixo com ascite
- Biologia: distúrbios hidroeletrolíticos, hematócrito, 45-55%, leucócitos > 15.000/mm^3

⇒ Hospitalização

2. Exames na admissão hospitalar
- Hemograma, plaquetas
- TP, TCA, fibronogênio
- Eletrólitos sanguíneos e urinário, ureia, creatinina, protidemia, albuminemia
- Provas de função hepática
- β-hCG plasmático quantitativo
- Ecografia pélvica
- Radiografia de tórax em função dos sinais
- Contatar o nefrologista em caso de distúrbios hidroeletrolíticos

3. Acompanhamento
- TA
- Balanço hídrico/24 h: entradas e diurese
- Peso/24 h
- Perímetro abdominal/24 h, ausculta pulmonar/24 h
- Ecografia pélvica e cardiotorácica em caso de suspeita de derrame pleural ou pericárdico/48 h
- Acompanhamento biológico/24 h (hemograma, creatinina, protidemia, albuminemia, eletrólitos sanguíneos, provas de função hepática)

4. Tratamento
- Repouso na cama
- Restrição hídrica (500-1.000 mL/dia)
- Regime monossódico, hiperproteico
- Antálgicos
- Meias de compressão venosa e anticoagulação preventiva: enoxaparina 40 mg/dia ou tinzaparina 3.500 UI/dia subcutânea durante 6 semanas
- ± Albumina (recomendação do nefrologista)
  - Albumina 20%: 1 ampola de 125 mL em 1 h com diurese horária
  - Podendo ser repetida até 3 ampolas/dia, dependendo da situação

Forma severa – Grau III

- Dores abdominais, náuseas, vômitos
- Colapso cardiovascular (hipotensão, taquicardia)
- Insuficiência renal aguda (depuração de creatinina < 50 mL) e oligúria
- Distúrbios respiratórios (dispneia, SDRA)
- Trombose profunda (aumento da frequência de tromboses em lugares não habituais: membros superiores), embolia pulmonar
- Ecografia: ovários > 12 cm de eixo, ascite +++
- Hematócrito > 55%, hipoproteinemia, distúrbios hidroeletrolíticos (hiponatremia, hipercalemia), insuficiência renal aguda (depuração de creatinina < 50 mL/min), alteração do exame hepático

⇒ *Reanimação*

NOTA: não realizar punção de ascite ou pleural, salvo em caso de má tolerância.
NOTA: pensar nas complicações cirúrgicas (torção de anexo) nos ovários aumentados de tamanho.

21. Atendimento às Mulheres Vítimas de Violências Sexuais

Seis fases
Atender e informar.
Examinar com cuidado, a fim de evitar a repetição dos exames. Preencher o relatório.
Tirar amostra para identificar o agressor (cf. abaixo).
Prevenir as complicações:
- *Riscos infecciosos e gravidez.*
- *Riscos de sequelas psicológicas.*

Redigir um atestado médico.
Avaliar a possibilidade de um retrato-falado (menores de idade, grávidas).

Informação

- A utilização de remédios, se desejada pela paciente, é sempre possível e deve ser realizada com ou sem requisição
- Havendo ou não uma requisição: os procedimentos médico-judiciários (identificação genética, pesquisa de espermatozoides) serão realizados, inclusive por precaução (essa atitude é bastante discutível, mas não realizar os procedimentos em uma mulher agredida que prestará queixa posteriormente não seria certo – ponto a ser discutido, portanto)
- Um atestado médico descritivo simples será fornecido em todos os casos de agressão física. Em caso de violências sexuais, o atestado será enviado à autoridade judiciária

Entrevista e exame

- Presença de um médico experiente é obrigatória quando solicitada (deve ser sugerido em todos os casos)
- Após explicação dos objetivos do exame médico, este deve ser realizado em uma sala acolhedora, bem iluminada com uma testemunha profissional do serviço
- A entrevista e o exame médico devem seguir as etapas que figuram no protocolo estruturado

Procedimentos médico-judiciários

- Devem ser mencionados, obrigatoriamente, na requisição
- A ser enviados às autoridades de polícia que, após os selarem, os transmitirão aos laboratórios (eventualmente, laboratórios de polícia científica):
  - Biologia da reprodução para pesquisa de espermatozoides
  - Marcas genéticas para identificação genética
- Devem ser realizados com luvas, o mais rápido possível após a agressão, dentro de 72 h, sem higiene antes

- Todos os procedimentos/amostras serão etiquetados
- O local será notificado em cada procedimento
- O número, o tipo de procedimentos e os lugares de onde se colheu amostras serão precisados no relatório e no atestado médico

(Consultar no nosso documento sobre os procedimentos a serem realizados).

1. Procedimentos para identificação genética

- Retirar amostras com cotonetes de algodão seco (cotonete bacteriológico) para conservar em refrigeração
- O número de coletas será para permitir as contraprovas
- No mínimo duas coletas por lugar
- Os lugares possíveis são a vagina (com espéculo não lubrificado), o ânus, a boca, ou em locais marcados
- Amostras de pelo ou de cabelos do agressor, se possível com o bulbo, conservando em um envelope em papel Kraft em temperatura ambiente
- Se a vítima arranhou o agressor:
  - Amostras raspando embaixo das unhas da vítima: tirar amostra sob cada unha dos dedos, precisando o lado da mão
  - Se as unhas são compridas, é necessário cortá-las
  - Conservação em um envelope de papel Kraft em temperatura ambiente
- Se o agressor mordeu a vítima: cotonete para tirar amostra da saliva; utilizar cotonetes úmidos, depois secos
- E, sistematicamente, amostra sanguínea da vítima (2 tubos EDTA), sendo conservada no congelador com os cotonetes

2. Procedimentos para pesquisa de espermatozoides

- Para cada local de procedimento, realizar duas raspagens na lâmina (não fixas) e duas coletas com cotonetes secos
- Fazer os cotonetes secarem ao ar livre antes de colocá-los nos tubos
- Não fazer higiene antes
- Utilizar espéculo ou anoscópio não lubrificado
- As amostras devem ser conservadas em temperatura ambiente
- Preencher o formulário específico

Prevenir as complicações (amostras enviadas seladas com a folha de rastreamento)

- Pesquisa de IST (a ser realizada com ou sem requisição; em ambos os casos será cobrada da paciente)
- Prevenção de gravidez (contracepção de urgência)

Procedimentos locais

De acordo com as declarações da vítima e do exame:

- Amostragem do endocérvice por bacteriologia e pesquisa de gonococos (cotonete padrão)
- Amostragem vaginal para pesquisa parasitológica (cotonete parasitológico)
- Amostragem do endocérvice para pesquisa de *Chlamydiae* (kit conservado em refrigeração)
- Outros lugares possíveis para coleta de amostras: uretra, ânus, garganta

Exame sorológico
- *Chlamydiae*, TPHA e VDRL, hepatites B e C, HIV-1 e 2:
  - Em caso de agressão recente:
    - sorologia inicial
    - + controle por 1 mês para TPHA e VDRL, hepatites B e C, HIV
    - + controle por 3 mês para TPHA e VDRL, hepatites B e C, HIV
    - + controle por 6 mês para hepatite C
  - Em caso de agressão antiga (mais de 6 meses): sorologia única

Pesquisa de uma eventual gravidez
- Dosagem de β-hCG

Pesquisa de tóxicos (±)
- De acordo com as declarações da paciente ou em caso de distúrbios de comportamento (confusão, amnésia, intoxicação, alucinação, estupefação)
- Tirar amostra para 2 tubos EDTA (tubos específicos 10 mL identificado "Agressão") e 2 ampolas de urina (as urinas são essenciais quaisquer que sejam os tóxicos pesquisados), 2 mechas de cabelo cortadas a 2 cm da raiz, sendo colocadas em um envelope Kraft
- No caso de uma requisição, mencionar os procedimentos requisitados

Medidas preventivas
- Em todos os casos ⇒ encaminhar para psicóloga da unidade médico-judiciária
- Em caso de problema psicológico ou psiquiátrico urgente: pegar o contato e, se necessário, encaminhar a paciente às urgências médico-psicológicas
- Em consequência das situações ⇒ parar de trabalhar (NOTA: parar de trabalhar e incapacidade total de trabalho podem ser diferentes)
- Em caso de risco de IST ⇒ antibioticoterapia preventiva, azitromicina 1 g de uma única vez
- Em caso de risco de HIV ± contactar um médico especialista
  - Utilizar o *kit* de tratamento para 3 a 4 dias
  - Fazer um exame de referência (hemograma, transaminases, creatinina)
  - Em seguida, a pessoa deverá ter uma nova consulta em 72 h (enviar-lhe uma carta com o *kit* de medicamentos)
  - Dentro de que prazo é necessário começar com a terapia tríplice? Se possível, nas 4 h que seguem a exposição ao risco e até 48 h depois
- Em caso de risco de gravidez ⇒ prescrição facilitada da pílula do dia seguinte (Levonorgestrel 1,5 mg 1 comprimido) e realizar uma dosagem de β-hCG em caso de atraso da menstruação > 5 dias
- Discutir o reforço da vacinação antitetânica e a vacinação anti-hepatite B

Redação do atestado

- Este atestado deve ter as constatações médicas; não deve ter nenhuma interpretação pessoal, nem o termo estupro
- Responde às questões da requisição
- Atestado emitido às autoridades judiciárias, caso se trate de uma requisição
- Atestado emitido à paciente se não for uma requisição (para agressão física, apenas)

Anexo I

Certificado médico

Eu, abaixo-assinado, Dr.. ....
no serviço de ....,
juro usar meu concurso para a Justiça e minha honra e consciência, e certifico ter examinado ... em ....
nascido(a) em .... em presença de ....
sob requisição de ...., policial.
– A vítima diz: ....
....
– Exame somático:
– Exame genital:
- vulva:
- hímen:
– Exame anal:
Foram feitas amostras:
– Com objetivo médico-judiciário .... Enviadas às autoridades judiciárias neste dia [ou] conservadas a disposição das autoridades judiciárias. No caso de estarem violadas, serão destruídas em 2 meses (amostras conservadas na unidade médico-judiciária até o prazo de prescrição da ação pública)
– Com objetivo médico .... enviados aos laboratórios.
Conclusão:

.... (paciente) apresenta (ou não) traços de violências recentes e uma reação psíquica compatível (ou não) com a agressão que ela diz ter sofrido. (A ausência de lesão não possibilita concluir a ausência de agressão sexual.)
....
A incapacidade total de trabalho poderia ser de___ dias, sujeito a complicações.
Dr ....
Atestado estabelecido para servir e fazer valer conforme a lei, enviado às autoridades requerentes.

Anexo II – *Kit* de cuidados de agressão sexual

1. Para o laboratório impressões genéticas
   - 4 cotonetes secos
   - 2 tubos EDTA (malva)
     – Amostras a serem conservadas no **congelador**
     – Sem formulário específico

2. Para o laboratório de biologia
   - Uma placa com 2 lâminas para raspagem
   - 2 cotonetes
     – Amostras a serem conservadas em **temperatura ambiente**
     – Formulário disponível no protocolo estruturado

3. Amostras vaginais não médico-legais
   - 1 cotonete seco para bacteriologia
     – Formulário "Bacteriologia"

- 1 cotonete específico de cultura para parasitologia
  - Formulário "Parasitologia"
- O tubo de amostra e o cotonete de amostragem do endocérvice *Chlamydiae* são conservados na **refrigeração**
  - Formulário "Virologia": *Chlamydiae trachomatis*

4. Amostras sanguíneas não médico-legais
- 2 tubos grandes secos (10 mL) vermelhos
  - Formulário "Virologia" (sorologias): hepatites B, C, triagem do HIV, *Chlamydiae*
- 1 tubo grande seco (10 mL) vermelho
  - Formulário "Sorologia bacteriana" blindagem da sífilis
- 1 tubo pequeno
  - Formulário "Dosagem β-HCG" (sem envio sistemático)
- 1 tubo pequeno verde e 1 tubo pequeno violeta
  - Formulário "Hemograma, creatinina" (sem envio sistemático a ser feito em caso de administração do *kit* antirretroviral)

22 Acidentes de Exposição ao HIV

Princípios

- Em caso de exposição ao HIV, o tratamento de profilaxia pós-exposição com antirretrovirais diminui o risco de transmissão em cerca de 80%, sem, entretanto, o tornar nulo
- Entre as circunstâncias de exposição, as que concernem à maternidade são:
  - Exposição profissional ao sangue ou a líquido biológico por lesão da pele (ferimento, picada, corte...) ou contato em pele lesionada ou em mucosas
  - Relação sexual desprotegida
- O tratamento pós-exposição deve ser reservado às situações de risco identificável de transmissão do HIV, tendo em conta a relação entre o benefício esperado e o risco de efeitos indesejáveis ligados ao tratamento
- Se o *status* sorológico HIV do sujeito não for conhecido, é necessário, com seu acordo, (exceto no caso em que esse consentimento não pode ser expresso), realizar uma sorologia HIV de urgência
- Em caso de dúvida, é necessário começar imediatamente um tratamento e depois avaliar o risco em cada caso em razão do tipo de exposição e de obtenção do *status* sorológico, ou seja, o exame imunovirológico do contato

Conduta após um acidente com exposição a sangue

Limpeza da ferida

- Após picada ou ferimento cutâneo, limpar *imediatamente* a ferida com água corrente e sabão, enxaguar, depois fazer a antissepsia com hipoclorito de sódio ou, eventualmente, água de Javel a 12° clorométrico diluída em 1/10ª), ou na falta destes, álcool a 70° ou polidona iodada em solução dérmica, garantindo um tempo de contato de, no mínimo, 5 min
- Em caso de projeção nas mucosas, em especial no nível da conjuntiva, enxaguar abundantemente, de preferência com soro fisiológico ou, então, com água, no mínimo 5 min

Avaliação do risco segundo:

- A sorologia do paciente
- O tipo de acidente
- O tempo

Prescrição ou não de tratamento

Declaração em 24 h como acidente de trabalho e acompanhamento sorológico

Tempo

- O tratamento deve ser iniciado nas 4 primeiras horas que seguem a exposição. Ele pode ser iniciado, no mais tardar, até 48 h após a exposição, mas sua eficácia é reduzida
- Uma pessoa que consulte depois de 48 h será orientada para tratamento visando um diagnóstico precoce da infecção

Tipos de prescrição

Qual tratamento?
- Uma terapia tríplice (2 INTI e 1 IP/r):
  - Geralmente tenofovir, emtricitabina 1 comprimido/dia + Lopinayir/r 2 comprimidos manhã e noite
  - Em caso de gravidez, trocar o tenofovir, emtricitabina por zidovudina + lamivudina 1 comprimido 2 vezes ao dia
  - Quando o paciente-fonte conhecido é infectado pelo HIV, escolha do tratamento antirretroviral em cada caso, segundo o conhecimento de resistências. Pode-se prescrever o tratamento do paciente-fonte se ele estiver com sucesso no tratamento

Qual procedimento?
- O tratamento é oferecido gratuitamente pelo governo

O que prescrever?
- Encaminhar com urgência a um médico de referência de um hospital (em hora de trabalho) ou a uma emergência geral
- Se necessário, o obstetra de plantão pode prescrever
- Um *kit* de tratamento para 3 dias deve ser disponibilizado na farmácia de emergência
- A pessoa será então encaminhada a um centro ou médico de referência dentro de 48 h
- Se a sorologia do paciente possivelmente contaminado não estiver disponível, propor um teste HIV (explicando o porquê e certificando-se de seu consentimento)
- Em todos os casos de acidente de exposição ao sangue (AES), propor uma triagem das hepatites C e B, que são, respectivamente, 10 e 100 vezes mais transmissíveis que o HIV
- Certificar-se da vacinação do sujeito possivelmente contaminado contra a hepatite B: no caso de ausência de vacinação, sorovacinação
- Em caso de exposição sexual, não esquecer a contracepção de urgência (levonorgestrel 1,5 mg 1 comprimido)

Quais exames complementares para a pessoa possivelmente contaminada?
- **Nenhum exame complementar é necessário de urgência**
- O exame comportará as sorologias HIV, VCH, hepatite B (AgHBs e anti-HBs com titulação), assim como um exame pré-terapêutico (hemograma, plaquetas, transaminases)
- Se a indicação do tratamento for mantida após a consulta do médico de referência, o tratamento será prescrito para 4 semanas

Risco estimado de contaminação

Risco por ordem decrescente após exposição após contato com uma pessoa infectada pelo vírus HIV:
- Relação anal receptiva desprotegida: 0,5 a 3,2%
- Compartilhamento de seringas (dependentes de substâncias tóxicas): 0,67%
- Picada por agulha (no trabalho): 0,32%
- Relação vaginal receptiva desprotegida: 0,05 a 0,15%
- Relação vaginal ou anal: 0,03 a 0,09%
- Relação oral: sem quantificação (não significa que o risco seja nulo)
  - Se o paciente-fonte é conhecido como infectado pelo HIV, tratado e com uma carga viral indetectável depois de vários meses, o risco de transmis-

são por via sanguínea e sexual é muito raro, quase nulo. Entretanto, a certeza de que a carga viral é inferior ao limiar de detecção no dia do acidente é uma informação que só é disponível *a posteriori*. O início de uma terapia tríplice no aguardo dessa informação é, portanto, legítimo
- As situações de exposição de baixo risco (sanguíneo ou sexual) com pacientes tratados e com carga viral indetectável podem levantar a discussão da interrupção do tratamento antirretroviral

Exposição profissional: como decidir se é necessário tratar?

Se a pessoa-fonte é conhecida como infectada pelo HIV ou se seu *status* é de espera do resultado do exame, a decisão da profilaxia depende da gravidade do ferimento.

Tratamento recomendado: em caso de *exposição massiva, de alto risco*: picada profunda, por agulha com lúmen contaminada (nesse caso, poderá, eventualmente, interromper a terapia tríplice de acordo com o exame do paciente-fonte).

Tratamento a ser discutido: em caso de *exposição mínima, de baixo risco*: escoriação epidérmica simples superficial com agulha sem lúmen (agulha de sutura) ou com lúmen e de baixo calibre (IM ou subcutânea).

Tratamento geralmente inútil: em caso de contato cutaneomucoso sem ferimento, exceto se prolongado e significativo, ou contato uma projeção de sangue em uma mucosa ou em uma pele lesionada.

Apenas o sangue ou líquidos biológicos contendo sangue foram originalmente provas de contaminação profissional por HIV. O HIV também foi encontrado em esperma, em secreções vaginais, no leite, no líquido amniótico, mas nenhum caso de soroconversão após exposição a tais líquidos foi relatado. Em saliva, lágrimas, urina, fezes, secreções nasais, suor, o vírus é geralmente indetectável, ou está em concentração muito baixa para gerar uma contaminação.

Exposição sexual: como decidir se é necessário tratar?

- *O status com relação ao HIV é conhecido e positivo*. A avaliação do risco pode ser feita: práticas sexuais, estágio de infecção do parceiro, carga viral
- *O caso de estupro é uma indicação* para terapia tríplice
- *O status com relação ao HIV é desconhecido*. É necessário fazer uma sorologia com urgência. No aguardo do resultado, ou em caso de impossibilidade de obtê-lo:
  - Uma terapia tríplice antirretroviral deve ser sistematicamente proposta, caso ela pertença a um grupo de alto risco de HIV: homo/bissexual, usuário de drogas, heterossexual com vários parceiros, originário de uma zona com índices elevados (África subsaariana, Caribe)
  - Se não há fator de risco particular, pode-se tranquilizar a paciente e propor um acompanhamento de rotina. Em caso de angústia e de um pedido de terapia tríplice antirretroviral, ela pode ser prescrita aguardando a discussão com um médico de referência
  - Lembrando que um teste rápido pode ser feito no paciente-fonte em infecção primária

Fatores que aumentam o risco de transmissão:
- 1. Estágio avançado de infecção ou infecção primária recente do parceiro
- 2. Infecção/lesão genital
- 3. Relação(ões) sexual(is) durante a menstruação
- 4. Sangramento durante relação sexual

Acidente com exposição a sangue

Risco e natureza da exposição	Paciente-fonte	
	Infectado pelo HIV	**Sorologia HIV desconhecida**
Significativo • picada profunda, agulha com lúmen e intravascular (arterial ou venosa)	Profilaxia recomendada	Profilaxia recomendada
Intermediário • corte com bisturi • picada com agulha IM ou SC • picada com agulha sem lúmen • exposição cutaneomucosa com tempo de contato > 15 min Mordidas profundas com sangramento	Profilaxia recomendada*	Profilaxia não recomendada
Mínimo • outros casos • picadas com seringas abandonadas • expectoração, mordidas leves ou arranhões	Profilaxia não recomendada	Profilaxia não recomendada

Exposição sexual

Risco e natureza da exposição	Paciente-fonte	
	Infectado pelo HIV	**Sorologia desconhecida**
• Relações anais	Profilaxia recomendada	Profilaxia recomendada, se (1) qualquer que seja o resultado do teste de diagnóstico rápido =
• Relações vaginais	Profilaxia recomendada*	Profilaxia recomendada apenas em caso de pessoa-fonte ou situação de risco (1)*
• Felação	Profilaxia recomendada*	Profilaxia recomendada apenas em caso de pessoa-fonte ou situação de risco (1)*

*Acidente com exposição a sangue ou exposição sexual (relação vaginal ou felação). No caso de um paciente-fonte conhecido como infectado pelo HIV, acompanhado e tratado, com carga viral indetectável depois de vários meses, a terapia tríplice poderá ser interrompida em 48-96 h, quando o médico examinará a pessoa exposta, se a carga viral do paciente-fonte for ainda indetectável (controle feito logo após a exposição)
(1) Conhecimento de pessoa-fonte ao risco:
– Usuário de drogas por via intravenosa

GINECOLOGIA

Acidentes de exposição ao HIV

– Homem homossexual ou bissexual
– Pessoa pertencente a um grupo em que a prevalência de infecção é superior a 1%
Conhecimento de situação de risco:
– Uso de substâncias psicoativas
– Vários parceiros sexuais
Nos outros casos de exposição, os especialistas consideram que a relação beneficio/risco de uma terapia tríplice é insuficiente para justificar sua prescrição.
Referências: circular DGS/DH/DRT/DSS n° 98/228 de 9 de abril de 1998. Relatório de especialistas coordenado por P. Yéni. *Prise en charge thérapeutique des personnes infectées par le HIV* [Procedimento terapêutico de pessoas infectadas pelo HIV] (www.sante.gouv.fr)

23. Exames Pré-Operatórios Sistemáticos

Essas recomendações são dos exames pré-operatórios, ditos de rotina, prescritos "a título sistemático", sem sintomas indicativos, em pacientes com mais de 30 anos, das classes ASA I ou II, fora de urgência, para uma anestesia programada (geral ou locorregional) em vista de uma intervenção cirúrgica ou de um procedimento não cirúrgico, diagnóstico ou terapêutico. Ficam excluídos os exames pré-operatórios prescritos em vista de uma cirurgia cardíaca, intracraniana, pulmonar, obstétrica.

Os pacientes relativos a essas recomendações supostamente dominam sua língua materna e possuem funções intelectuais compatíveis com um questionamento médico.

1. Radiografia torácica

Apesar da falta de estudo controlado, mas graças à diminuição do impacto das recomendações estrangeiras, é possível concluir que:

- A radiografia torácica pré-operatória de rotina não é mais justificável na população anteriormente definida
- Entretanto, ela pode ser útil em pacientes das seguintes categorias: pessoas que vieram recentemente de zonas endêmicas de tuberculose e sem controle radiológico há um ano, os pacientes de baixo nível socioeconômico ou, de maneira geral, aqueles nos quais não é possível avaliar clinicamente a função cardíaca ou respiratória

2. ECG

Não há nenhuma justificativa científica para realizar um ECG sistemático pré-operatório em pessoas com menos de 40 anos, assintomáticas, sem fator de risco, das classes ASA I ou II. Pelo contrário, o risco de falsos-positivos pode exceder o benefício potencial de um ECG realizado nessas condições.

A probabilidade de ignorar uma anomalia assintomática cresce exponencialmente com a idade, sem que as consequências desse desconhecimento tenham sido convenientemente avaliadas.

A presença de um ou mais fatores de risco (diabetes, dislipidemia, tabagismo, hipertensão), uma avaliação clínica impossível ou não confiável, o uso de medicamentos que podem ser associados a essas anomalias eletrocardiográficas levam à realização de um ECG de rastreamento independentemente da idade.

Uma avaliação cardiológica complementar pode ser necessária em razão da intervenção programada. Nesse caso, ela deve ser realizada em tempo hábil, para permitir uma eventual modificação da estratégia diagnóstica ou terapêutica.

3. Hemograma

Não há estudos que mostrem a utilidade da realização sistemática do hemograma. Na ausência de sintomas indicativos ou de fator de risco de anemia, o hemograma só é proposto a título sistemático em pacientes programados para procedimentos que causem hemorragias.

Não há estudo abordando o interesse da pesquisa de uma hiperleucocitose na ausência de sintoma indicativo.

4. Exames de hemostasia

A anamnese e o exame clínico são de suma importância na pesquisa de uma anomalia de coagulação.

Considerando que a anamnese e o exame clínico tenham confirmado a ausência de tal anomalia, não parece útil prever exames de hemostasia, exceto em condição cirúrgica com um especial risco hemorrágico.

Se os exames são prescritos, o tempo de tromboplastina ativada (TCA) e o número de plaquetas (NP) são os testes mais úteis. O grupo de trabalho estimou que os resultados dos exames de hemostasia, quando são solicitados, devem ser fornecidos a um determinado tempo antes da intervenção possibilitando ajustes diagnósticos ou terapêuticos.

5. Exames bioquímicos sanguíneos

Trata-se de eletrólitos, de creatinina (de preferência ureia) e de glicemia.

Nenhum estudo controlado colocou em evidência o interesse desses exames bioquímicos para uma anestesia. As anomalias são raras e dificilmente levam a uma modificação. Eles não são recomendados, portanto, a pacientes ASA I e II sem sintomas indicativos.

6. Exames imuno-hematológicos

São prescritos para não retardar uma transfusão sanguínea pré-operatória, respeitando as condições máximas de segurança nesse quesito. Sua prescrição depende, por consequência, da avaliação da probabilidade de tal transfusão. Sua natureza e sua realização são objeto de uma regulamentação específica. Evidentemente, é necessária a determinação do grupo sanguíneo ABO, fator Rh, fenotipagem e pesquisa de aglutininas irregulares. Esses exames não se justificam, se o risco de transfusão pré-operatório é fraco.

7. Controle ecográfico

É necessário controlar a presença do cisto ovariano e seu tamanho na véspera de uma intervenção por cistectomia.

8. Teste de gravidez

É prudente fazer um teste de urina de gravidez pré-operatório em pacientes programadas para uma histeroscopia por infertilidade ou para esterilização tubária.

24 PREPARAÇÕES PRÉ-OPERATÓRIAS

Preparação cutânea

- Banho com sabonete antisséptico: Betadine® Scrub (exceto em contraindicação)
- Ensaboar o corpo inteiro de cima a baixo. Escovar os dentes. Cuidado particular com a higiene do umbigo em caso de laparoscopia
- É recomendado uma 1ª ducha na véspera à noite e uma 2ª na manhã da intervenção
- A ducha está sob responsabilidade da equipe de enfermagem

Preparação cervical antes de histeroscopia e antes de aspiração

- Histeroscopia operatória ⇒ Sem preparação sistemática. Conforme o caso: misoprostol 2 cps sublinguais, 2 h antes do procedimento
- Histeroscopia diagnóstica ⇒ Apenas segundo prescrição médica
- Aspiração endouterina ⇒ Sem preparação sistemática. Conforme o caso: misoprostol 2 cps sublinguais, 2 h antes do procedimento

Preparação digestiva

Seu objetivo é esvaziar a parte terminal do tubo digestório para facilitar a exploração cirúrgica. Não mostrou eficácia na diminuição do risco infeccioso pré-operatório.

- Laparoscopia diagnóstica ou operatória simples (esterilização tubária, cisto do ovário, cirurgia tubária) ⇒ sem preparação
- Laparoscopia operatória avançada (colpo-histerectomia estendida, linfadenectomia lomboaórtica ± pélvica, endometriose severa, prolapso) ⇒ Bassorina na véspera à noite (18 h). Regime sem fibras 3 a 5 dias antes da intervenção e/ou lavagem retal de acordo com prescrição médica
- Histerectomia por via alta ou baixa ⇒ sem preparação

Depilação pubiana ou vulvar

- Ela não demonstrou sua eficácia em termos de diminuição das infecções do local operado. É realizada com objetivo de conforto operatório
- Ela deve ser feita o mais perto possível da intervenção, mas não no bloco cirúrgico
- Ela comporta:
    - Procedimentos subpubianos (laparotomia, laparoscopia, *tension-free vaginal tape (TVT)* ⇒ depilação subpubiana simples
    - Procedimentos simples por via baixa (histeroscopia, curetagem, conização, esterilização tubária) ⇒ raspagem, se os pelos são muito longos
    - Cirurgia vulvar (vulvectomia parcial ou total, bartolinite, abscesso, plástica dos pequenos lábios...) ⇒ depilação vulvar
    - Cirurgia vaginal do tipo histerectomia, cirurgia de prolapsos, tira suburetral (TOT, TVT) ⇒ depilação vulvária e subpubiana

25 Antibioticoprofilaxia em Cirurgia Ginecológica

Algumas observações gerais

- Bactérias-alvo: *Staphylococcus aureus* e flora digestiva, em caso de incisão cutânea e/ou flora vaginal (polimicrobiana aeróbica e anaeróbica), em caso de incisão do útero ou da vagina
- Se não houver uma recomendação para uma bactéria específica, pode-se, ou não, prescrever uma antibioticoterapia se aproximando o máximo das patologias ou técnicas similares
- A antibioprofilaxia diminui em cerca de 50% o risco de infecção do lugar a ser operado. Ela deve preceder o início da intervenção por volta de 30 min
- Nos paciente obesos (IMC > 35 kg/m^2), as doses de β-lactâmicos devem ser dobradas

Antibioticoterapia de acordo com a natureza do ato cirúrgico

	Produto	Posologia	Duração
Histerectomia (via abdominal ou vaginal) Laparocirurgia Outras cirurgias/via vaginal	Cefazolina	2 g pré-operatório IV lenta	Dose única (reinjeção 1 g, se duração > 4 h)
	Alergia: clindamicina + gentamicina	600 mg	Dose única
		5 mg/kg	Dose única
Prolapso	Cefoxitina (alergia: gentamicina 5 mg/kg 1 vez + metronidazol 1 g, 1 vez)	2 g IV lenta	Dose única (reinjeção 1 g, se duração > 2 h)
Laparoscopia diagnóstica, exploradora, sem incisão vaginal ou digestiva	Sem antibiótico profilático		
Histeroscopia Histerossalpingografia	Sem antibiótico profilático		
Biópsia do endométrio Colocação de DIU	Sem antibiótico profilático		
FIV	Sem antibiótico profilático		

	Produto	Posologia	Duração
IVG	Sem antibiótico profilático		
Cesariana	Cefazolina	2 g IV	Dose única após clampeamento do cordão
Mastectomia Reconstrução e/ou plástica mamária	Cefazolina	2 g. pré-operatório IV lenta	Dose única (reinjeção 1 g, se duração > 4 h)
	Alergia: clindamicina + gentamicina	600 mg	Dose única
		5 mg/kg	Dose única
Tumorectomia mamária simples, plástica da auréola	Sem antibiótico profilático		

Segundo os RPC da Société française d'anesthésie réanimation (SFAR) 2010.

26 Prevenção de Tromboses em Ginecologia

Respeitar as prescrições escritas no pós-operatório imediato na folha de anestesia pelo médico anestesista.

Ou, então, prescrição na saída dos pacientes no pós-operatório *(na ausência de outros fatores de risco)* de acordo com as recomendações:

- **Cirurgia de baixo risco** (tumorectomia simples, histeroscopia de rastreamento, aspiração, IVG, laparoscopia simples, lesão benigna da vulva e da vagina, TVT, TOT, cirurgia simples do colo, punção de ovócitos, laparoscopia diagnóstica < 60 min): sem necessidade de prevenção. Meias de compressão, se houver risco ligado às condições da paciente
- **Cirurgia de risco médio** (câncer de mama, laparoscopia operatória > 60 min, histerectomia vaginal ou laparoscópica > 60 min): meias de compressão até voltar a caminhar normalmente ± fisioterapia de membros inferiores (compressão pneumática intermitente) e anticoagulantes (7 a 14 dias)
- **Cirurgia de alto risco** (câncer pélvico, prolapsos, laparocirurgia, cirurgia grande da vulva, complicações de cirurgia ginecológica, laparoscopia > 2 h): meias de compressão, fisioterapia de membros inferiores e anticoagulantes durante 4 semanas
- A dose de anticoagulante será adaptada em decorrência dos antecedentes tromboembólicos e do peso da paciente. O protocolo de anticoagulante é:
    - Enoxaparina 0,4 mg/dia, em uma injeção subcutânea
    - Tinzaparin 3.500 UI/dia, subcutâneo

Durante toda duração do tratamento anticoagulante, será feita uma contagem do número de plaquetas 2 vezes por semana, durante 21 dias, depois 1 vez por semana.

27 CLASSIFICAÇÕES E ESCORES EM GINECOLOGIA

Lesões pré-cancerígenas do colo uterino (Bethesda 2001, ANAES 2002)

Citologia (raspagem)
- **NIL/M:** ausência de lesão intraepitelial escamosa ou de sinal de malignidade
- **ASC-US:** células escamosas atípicas de significado indeterminado
- **LSIL:** lesão intraepitelial escamosa de baixo grau
- **ASC-H:** células escamosas atípicas que não permitem excluir uma lesão de alto grau
- **HSIL:** lesão intraepitelial escamosa de alto grau
- **AGC:** células glandulares atípicas
- **AIS:** adenocarcinoma *in situ*

Histologia das lesões intraepiteliais escamosas (biópsia)
- **CIN1:** células atípicas limitadas ao terço inferior do epitélio
- **CIN2:** células atípicas limitadas aos 2/3 inferiores do epitélio
- **CIN3** ou **carcinoma *in situ*:** células atípicas em todo o epitélio

Colposcopia
- Transformação atípica de grau 1:
  - Sem preparação, etiqueta rosa
  - Após ácido acético, zona branca não congestiva a uma distância do orifício externo
  - Após lugol, área iodo-negativa nítida
- Transformação atípica de grau 2:
  - Sem preparação, etiqueta vermelha
  - Após ácido acético, zona branca não congestiva próxima do orifício externo, orifícios glandulares identificados
  - Após lugol, área iodo-negativa turva

Câncer do colo do útero (TNM/FIGO)

- **Tis/estágio 0:** *in situ*
- **T1/estágio 1:** limitado ao útero
  - **T1a/IA:** microinvasivo (diagnóstico apenas histológico)
    - **T1a1/IA1:** invasão estromal ≤ 3 mm em profundidade e ≤ 7 mm de extensão horizontal
    - **T1a2/IA2:** invasão estromal > 3 mm em profundidade, mas < 5 mm e ≤ 7 mm de extensão horizontal
  - **T1b/IB:** lesão clinicamente visível (ou pré-clínica > 5 mm em profundidade, ou > 7 mm de extensão horizontal), limitada ao colo
    - **T1b1/IB1:** lesão ≤ 4 cm
    - **T1b2/IB2:** lesão > 4 cm
- **T2/estágio II:** extensão além do útero, mas não atinge a parede pélvica ou o terço inferior da vagina
  - **T2a/IIA:** sem invasão do paramétrio
  - **T2b/IIB:** com invasão do paramétrio

- **T3/estágio III:** atinge a parede pélvica (sem espaço entre o tumor e a parede no exame do reto), compromete o terço inferior da vagina, ou causa hidronefrose ou exclusão renal
  - **T3a/IIIA:** atinge o terço inferior da vagina, sem atingir a parede pélvica
  - **T3b/IIIB:** atinge a parede pélvica, e/ou hidronefrose ou exclusão renal
- **T4/estágio IVA:** atinge a mucosa vesical ou retal (comprovado por biópsia)
- **M1/estágio IVB:** extensão além da pélvis
- **N1:** linfadenopatias regionais

Câncer do endométrio (TNM/FIGO 2009)

- **T1/estágio I:** tumor limitado ao corpo uterino
  - **T1a/IA:** tumor limitado ao endométrio ou não ultrapassando a metade do miométrio
  - **T1b/IB:** invasão do miométrio ≥ 50%
- **T2/estágio II:** tumor que invade o estroma cervical, sem extensão além do útero
- **T3 ou N1/estágio III:** extensões locais ou regionais
  - **T3a/IIIA:** invade a serosa uterina ou anexos
  - **T3b/IIIB:** invade a vagina e o paramétrio
  - **N1/IIIC:** metástases ganglionares pélvicas (IIIC1 FIGO) lomboaórticas (IIIC2 FIGO)
- **T4/estágio IVA:** extensão à mucosa vesical ou intestinal
- **M1/estágio IVB:** metástase a distância, incluindo as metástases intra-abdominais e as metástases ganglionares

O tipo histológico, o grau histológico (OMS) e a citologia peritoneal são indicadas a parte:
- **Tipo 1:** tumores endometriais
  - **Grau 1:** ≤ 5% de células indiferenciadas
  - **Grau 2:** 6-50% de células indiferenciadas
  - **Grau 3:** > 50% de células indiferenciadas
- **Tipo 2:** carcinomas de células claras, carcinoma papilar/seroso e carcinossarcoma

Os estágios I são classificados em razão do tipo histológico, do grau, da presença de êmbolos linfáticos e de invasão do miométrio em 3 níveis de risco de reincidência (ESMO 2009, INCA 2010):
- **Baixo risco:** estágios IA/T1a, grau 1 ou 2 do tipo 1 histológico
- **Risco intermediário:** T1a/IA grau 3 do tipo 1 histológico; T1b/IB grau 1 ou 2 do tipo 1 histológico
- **Alto risco:** T1b/IB grau 3 do tipo 1 histológico; T1/IA-B tipo 2 histológico; T1/I com êmbolos linfáticos

Câncer de ovário (TNM/FIGO)

- **T1/estágio I:** tumor limitado aos ovários
  - **T1a/IA:** tumor limitado a apenas um ovário, sem ascite tumoral, sem vegetação na superfície do ovário, nem ruptura capsular
  - **T1b/IB:** tumor limitado aos dois ovários, sem ascite tumoral, sem vegetação na superfície do ovário, nem ruptura capsular

- **T1c/IC:** tumor no estágio IA ou IB, mas com vegetação na superfície de um ou dos dois ovários, ou ruptura capsular, ou ascite citologicamente positiva, ou citologia peritoneal positiva
- **T2/estágio II:** tumor que atinge um ou dois ovários, estendendo-se à pelve.
  - **T2a/IIA:** extensão ou metástases ao útero ou às trompas, citologia peritoneal negativa
  - **T2b/IIB:** extensão a outros tecidos pélvicos, citologia peritoneal negativa
  - **T2c/IIC:** tumor no estágio IIA ou IIB, mas com vegetação na superfície de um ou dos dois ovários, ou ruptura capsular, ou ascite citologicamente positiva, ou citologia peritoneal positiva
- **T3/estágio III:** tumor que atinge um ou dois ovários, com implantes peritoneais citologicamente comprovados, além da pelve e/ou adenopatias inguinais ou retroperitoneais. As metástases na superfície do fígado são dos estágios III. Tumor limitado à pelve, com extensão histologicamente comprovada para o intestino delgado ou para o epíplon
  - **T3a/IIIA:** tumor globalmente limitado à pelve, sem atingir os gânglios, mas com invasão microscópica do peritônio abdominal, ou extensão histologicamente comprovada no intestino delgado ou no mesentério
  - **T3b/IIIB:** tumor que atinge um ou dois ovários, sem atingir os gânglios, mas com implantes na superfície do peritônio abdominal confirmados histologicamente, não ultrapassando 2 cm
  - **T3c ou N1/IIIC:** implantes peritoneais com mais de 2 cm (**T3c**), adenopatias inguinais ou retroperitoneais (**N1**)
- **M1/estágio IV:** tumor que atinge um ou dois ovários, com metástases a distância. Em caso de derrame pleural, a citologia deve ser positiva. As metástases parenquimatosas hepáticas são classificadas no estágio IV

NOTA: para os estágios IC ou IIC, é necessário precisar se a ruptura capsular é espontânea ou causada pelo cirurgião, e se trata-se de ascite ou de uma lavagem peritoneal.

Câncer de vulva (TNM/FIGO)

- **Tis/estágio 0:** carcinoma *in situ*, neoplasia intraepitelial de grau III
- **T1/estágio 1:** lesão ≤ 2 cm, limitada à vulva ou ao períneo, sem metástase ganglionar
  - **T1a/IA:** lesão ≤ 2 cm, limitada à vulva ou ao períneo, com invasão do estroma ≤ 1 mm, sem metástase ganglionar
  - **T1b/IB:** lesão ≤ 2 cm, limitada à vulva ou ao períneo, com invasão do estroma > 1 mm, sem metástase ganglionar
- **T2/estágio II:** tumor limitado à vulva ou ao períneo, > 2 cm na sua maior dimensão, sem metástase ganglionar
- **T3 ou N1/estágio III:** tumor de todo tamanho, com extensão local ao inferior da uretra, à vagina, ou ao ânus, metástase ganglionar unilateral (**N1**)
- **T4/estágio IVA:** tumor que invade um dos seguintes elementos: alto da uretra, mucosa vesical, mucosa retal, ou pélvica, ou metástase ganglionar bilateral (**N2**)
- **M1/estágio IVB:** metástase a distância que atinge os gânglios pélvicos

Câncer de vagina (TNM/FIGO 1994)

- **Tis/estágio 0:** carcinoma *in situ*, neoplasia intraepitelial de grau III
- **T1/estágio 1:** extensão limitada à parede vaginal
- **T2/estágio 2:** invasão do tecido subvaginal, mas sem extensão à parede pélvica
- **T3/estágio III:** atinge a parede pélvica
- **T4/estágio IVA:** invasão da mucosa retal ou vesical, ou extensão direta além da pélvis
- **M1/estágio IVB:** extensão a outros órgãos

Câncer de mama (TNM 2002)

T – Tumor
- **Tx:** determinação do tumor primitivo é impossível
- **T0:** tumor não palpável
- **Tis:** carcinoma *in situ*, ou doença de Paget da mama sem tumor detectável
- **T1:** tumor ≤ 20 mm na sua maior dimensão
  - **T1 mic:** microinvasão até 1 mm, inclusive
  - **T1a:** além de 1 mm e até 5 mm, inclusive
  - **T1b:** além de 5 mm e até 10 mm, inclusive
  - **T1c:** além de 10 mm e até 20 mm, inclusive
- **T2:** tumor além de 20 mm e até 50 mm inclusive
- **T3:** tumor superior a 50 mm
- **T4:** tumor mamário de qualquer tamanho com:
  - **T4a:** extensão à parede torácica: lados, músculos intercostais e músculo serrátil (músculo grande peitoral excluído)
  - **T4b:** edema (incluindo pele de laranja) ou ulceração cutânea do seio afetado ou nódulos subcutâneos perilesionais
  - **T4c:** T4a e T4b ao mesmo tempo
  - **T4d:** tumor inflamatório

N – Atinge os gânglios
- **Nx:** avaliação dos gânglios impossível
- **N0:** sem adenopatia clinicamente perceptível
- **N1:** presença de uma ou mais adenopatias axilares unilaterais móveis
- **N2:** adenopatias auxiliares unilaterais fixas entre elas ou a outras estruturas
- **N3:** atinge o lado interno da mama, unilateralmente
  - **3a:** retroclavicular unilateral
  - **3b:** interno unilateral
  - **3c:** subclavicular unilateral

M – Metástases
- **Mx:** impossível determinar a extensão metastática
- **M0:** ausência de metástase
- **M1:** presença de uma metástase ou de uma adenopatia axilar contralateral ou subclavicular unilateral fixa

Imagens da mama (BIRADS/ACR, ANAES 2002)

	Anomalias nas imagens do seio	Interpretação – Atitude
ACR 0	Trata-se de uma classificação de "espera", que é utilizada em situação de rastreamento ou na espera de um segundo laudo, antes que este seja obtido ou que o exame de imagem seja complementado, permitindo classificação definitiva	Investigações complementares são necessárias: comparação com os documentos anteriores, incidências complementares, fotos centralizadas, aumento de microcalcificações, ecografia etc.
ACR 1		Mamografia normal
ACR 2	• Opacidade redonda com macrocalcificações (adenofibroma ou cisto) • Opacidade oval com centro claro (linfonodo intramamário) • Opacidade redonda correspondente a um cisto típico em ecografia • Imagem de densidade com gordura ou mista (lipoma, hamartoma, galactocele, cisto oleoso) • Cicatriz e calcificações no material de sutura • Macrocalcificações, se opacidade (adenofibroma, cisto, adiponecrose, ectasia ductal secretante, calcificações vasculares) • Microcalcificações anulares ou arcadas, semicírculos, sedimentadas, romboédricas • Calcificações cutâneas e calcificações puntiformes regulares difusas	Anomalias benignas não necessitam nem de acompanhamento, nem de exame complementar
ACR 3	• Microcalcificações redondas ou puntiformes regulares ou pulverizadas, pouco numerosas, em pequeno aglomerado redondo, isolado • Pequeno aglomerado redondo ou oval de calcificações amorfas, pouco numerosas, lembrando um início de calcificação de adenofibroma • Opacidade bastante circunscrita plena, oval, ou discretamente policíclica não calcificada, não tipicamente líquida em ecografia • Assimetria focal de densidade com limites côncavos ou misturado com gordura	Forte probabilidade de benignidade (VPP de câncer < 5%) Um acompanhamento a curto prazo é recomendado

(Continua)

	Anomalias nas imagens do seio	Interpretação – Atitude
ACR 4	• Microcalcificações puntiformes regulares, numerosas ou agrupadas em aglomerados ao entorno, nem redondos nem ovais • Microcalcificações irregulares, polimorfas ou granulares, pouco numerosas • Microcalcificações pulverizadas, agrupadas e numerosas • Opacidade espiculada sem centro denso • Assimetria ou aumento de densidade localizada com limites convexos ou evolutivo • Opacidade não líquida redonda ou oval, com contorno lobulado ou coberto, ou com aumento de volume • Distorção arquitetural fora de uma cicatriz conhecida e estável	Anomalia indeterminada ou suspeita (VPP de câncer entre 5 e 50%) Indicação de uma verificação histológica
ACR 5	• Microcalcificações vermiculares, arborescentes ou microcalcificações irregulares, polimorfas ou granulares, numerosas e agrupadas • Agrupamento de microcalcificações, qualquer que seja sua morfologia, da qual a topografia é galactofórica • Microcalcificações agrupadas em maior número ou microcalcificações nas quais a morfologia ou a distribuição tornaram-se suspeitas • Microcalcificações associadas à anomalia arquitetural ou à opacidade • Opacidade espiculada com dentro denso • Opacidade mal circunscrita com contornos difusos e irregulares	Forte probabilidade de malignidade (VPP de câncer > 95%)

Tumores trofoblásticos gestacionais (TTG): escore prognóstico (FIGO 2000)

Escore	0	1	2	4
Idade (anos)	< 40	≥ 40		
Gravidez anterior	Mola hidatiforme	Aborto	Parto normal	
Intervalo da gravidez anterior – começo da quimioterapia	< 4 meses	4–6 meses	7–12 meses	> 12 meses

Escore	0	1	2	4
hCG sérico (UI/L)	$< 10^3$	$10^3 - < 10^4$	$10^4 - < 10^5$	$\geq 10^5$
Número de metástases	0	1-4	5-8	> 8
Lugares das metástases	Pulmão	Baço, rim	Tubo digestório	Cérebro, fígado
Diâmetro do maior tumor (do tumor uterino)	< 3 cm	3 – < 5 cm	≥ 5 cm	
Falha quimioterápica anterior	Não		Falha de monoquimio- terapia	Falha de poliquimio- terapia

Os tumores trofoblásticos do sítio placentário são excluídos desse escore.

O escore total é obtido adicionando os escores individuais de cada variável prognóstica.

O intervalo é o tempo (em mês) que separa a data do aborto (molar ou não) ou do parto anterior (normal ou não) e a data de início da quimioterapia.

Contar todas as metástases e não os lugares.

Apenas as metástases pulmonares visíveis na radiografia pulmonar são contabilizadas.

Em caso de escore ≤ 6: TTG de baixo risco e se ≥ 7: TTG de alto risco.

Prolapso genital

Classificação clássica

Cada elemento do prolapso (cistocele, retocele, histeroptose, elitrocele, ureterocele) é classificado de 1 a 3, quando há um esforço máximo de impulso com bexiga vazia

- **Grau 0:** sem prolapso
- **Grau 1:** a víscera desce, mas permanece intravaginal
- **Grau 2:** a víscera aflora a vulva
- **Grau 3:** a víscera se exterioriza para além da fenda vulvar

Classificação moderna (POP-Q)

O exame clínico é descrito por 9 medidas em centímetros (Figura); as 6 primeiras medidas dizem respeito à descida máxima em impulso de 6 pontos vaginais definidos da seguinte maneira: Aa (ponto anterior a 3 cm do conduto urinário); Ba (ponto anterior situado entre Aa e C); C (colo uterino que se confunde com D em caso de histerectomia total); D (fundo do saco vaginal posterior); Ap (ponto posterior situado a 3 cm do hímen); Bp (ponto posterior situado entre Bp e D); a referência é o hímen, as medidas são negativas quando o ponto permanece intravaginal, e positivas quando o ponto é exteriorizado no impulso; as 3 outras medidas dizem respeito ao hiato genital anteroposterior (gh), à distância anovulvar (pb) e ao comprimento total da vagina (tvl).

- **Estágio 0:** Aa, Ap, Ba e Bp são 3 cm abaixo do hímen; C e D têm menos de 2 cm (inferiores a tvl – 2 cm)
- **Estágio I:** o ponto mais baixo é inferior a – 1 cm
- **Estágio II:** o ponto mais baixo está entre – 1 cm e + 1 cm
- **Estágio III:** o ponto mais baixo é superior a + 1 cm
- **Estágio IV:** o ponto mais baixo é superior a tvl – 2 cm

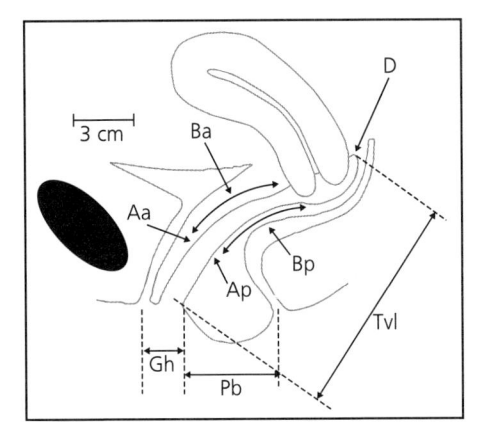

Incontinência urinária

Distingue-se a incontinência urinária por esforço (IUE), a incontinência urinária de urgência (IUU) e a incontinência urinária mista (IUM), que associa perda dos esforços por urgência.

A incontinência urinária é descrita em razão das circunstâncias das perdas, da frequência das perdas, da abundância das perdas e do desconforto provocado. O escore do ICIQ-SF junta esses 4 aspectos. O escore é a soma das 3 primeiras questões.

Com qual frequência você tem perdas de urina? *(apenas uma resposta)*	nunca 0 1 vez por semana, no máximo 1 2 a 3 vezes por semana 2 por volta de 1 vez por dia 3 várias vezes por dia 4 todo o tempo 5
De acordo com a sua estimativa, qual é a quantidade habitual de urina liberada em cada vez? *(apenas uma resposta)*	nenhuma 0 uma pequena quantidade 2 uma quantidade média 4 uma grande quantidade 6

De maneira geral, a que ponto as perdas de urina perturbam sua vida cotidiana?
Marque um número entre 0 (de maneira nenhuma) e 10 (realmente muito)

0 1 2 3 4 5 6 7 8 9 10

Em quais circunstâncias você tem perdas de urina? *(Marque todas as respostas que se aplicam ao seu caso)*	você nunca perde urina
	você tem perdas de urina antes de poder chegar ao banheiro
	você tem perdas de urina quando você tosse ou espirra
	você tem perdas de urina quando faz atividade física ou exercício
	você tem perdas de urina quando terminou de urinar e está vestida novamente
	você tem perdas de urina sem causa aparente
	você tem perdas de urina todo o tempo

Distúrbios urinários

Juntamente às perdas, é necessário descrever os distúrbios urinários associados (urgência, polaquiúria, noctúria, disúria). A escala de qualidade de vida DITROVIE é utilizada na síndrome de hiperatividade vesical.

1. Ao longo das últimas 4 semanas, seus distúrbios urinários causaram desconforto quando você estava fora da sua casa?				
1. De maneira nenhuma	2. Um pouco	3. Razoavelmente	4. Muito	5. Enormemente
2. Ao longo das últimas 4 semanas, seus distúrbios urinários causaram desconforto para fazer compras?				
1. De maneira nenhuma	2. Um pouco	3. Razoavelmente	4. Muito	5. Enormemente
3. Ao longo das últimas 4 semanas, seus distúrbios urinários causaram desconforto ao carregar algo pesado?				
1. De maneira nenhuma	2. Um pouco	3. Razoavelmente	4. Muito	5. Enormemente
4. Ao longo das últimas 4 semanas, seus distúrbios urinários fizeram com que você interrompesse frequentemente seu trabalho ou suas atividades cotidianas?				
1. De maneira nenhuma	2. Um pouco	3. Razoavelmente	4. Muito	5. Enormemente
5. Ao longo das últimas 4 semanas, em razão dos distúrbios urinários, com qual frequência você teve sentimento de vergonha, de degradação?				
1. Jamais	2. Raramente	3. De tempos em tempos	4. Frequentemente	5. Continuamente
6. Ao longo das últimas 4 semanas, em razão dos distúrbios urinários, com qual frequência você teve medo de se sentir mal?				
1. Jamais	2. Raramente	3. De tempos em tempos	4. Frequentemente	5. Continuamente
7. Ao longo das últimas 4 semanas, em razão dos distúrbios urinários, com qual frequência você perdeu a paciência?				
1. Jamais	2. Raramente	3. De tempos em tempos	4. Frequentemente	5. Continuamente

(Continua)

8. Ao longo das últimas 4 semanas, em razão dos distúrbios urinários, com qual frequência você teve medo de sair da sua casa?				
1. Jamais	2. Raramente	3. De tempos em tempos	4. Frequentemente	5. Continuamente

9. Ao longo das últimas 4 semanas, em razão dos distúrbios urinários, com qual frequência você foi obrigada a se levantar várias vezes durante seu sono?				
1. Jamais	2. Raramente	3. De tempos em tempos	4. Frequentemente	5. Continuamente

10. Tendo em conta os distúrbios urinários, como você avalia sua qualidade de vida atualmente?				
1. Excelente	2. Boa	3. Média	4. Ruim	5. Muito ruim

Endometriose

Escala de AFS *(American Fertility Society)* revisada em 1985

1. Lesões peritoneais		
Avaliar apenas a lesão mais grave (superficial ou profunda)		
Peritônio	Superficiais	Profundas
< 1 cm	1	2
1 a 3 cm	2	4
> 3 cm	4	6
2. Lesões ovarianas		
Avaliar apenas a lesão mais grave, acrescentar as escalas dos ovários direito e esquerdo		
Ovário direito	Superficiais	Profundas
< 1 cm	1	4
1 a 3 cm	2	16
> 3 cm	4	20
Ovário direito	Superficiais	Profundas
< 1 cm	1	4
1 a 3 cm	2	16
> 3 cm	4	20

3. Aderências anexiais de acordo com a circunferência		
Acrescentar as escalas dos ovários direito e esquerdo e das trompas direita e esquerda		
Ovário direito	Superficiais (ou transparentes)	Profundas (ou opacas)
< 1/3	1	4
1/3 a 2/3	2	8
> 2/3	4	16
Ovário esquerdo	Superficiais (ou transparentes)	Profundas (ou opacas)
< 1/3	1	4
1/3 a 2/3	2	8
> 2/3	4	16
Trompa direita	Superficiais (ou transparentes)	Profundas (ou opacas)
< 1/3	1	4*
1/3 a 2/3	2	8*
> 2/3	4	16
Trompa esquerda	Superficiais (ou transparentes)	Profundas (ou opacas)
< 1/3	1	4*
1/3 a 2/3	2	8*
> 2/3	4	16

4. Obliteração do fundo de saco de Douglas			
Parcial	4	Total	40
Estágio da endometriose	**Grau de gravidade**	**Escala AFS**	
Estágio I	Endometriose mínima	1–5	
Estágio II	Endometriose moderada	6–15	
Estágio III	Endometriose média	16–40	
Estágio IV	Endometriose grave	> 40	

*Pavilhão da trompa é completamente imobilizado (aderente em toda circunferência), contar 16.

Classificação FOATI

FOATI	Descrição e escala		
F (ponto principal)	Diâmetro acumulado de pontos principais profundos ou superficiais	0	Ausente
		1	< 1 cm
		2	2 a 5 cm
	Lesões típicas (escuras)	%	
	Lesões brancas	%	
	Lesões vermelhas	%	
O (ovário)	0	Normal	
	1	< 1 cm	
	2	1 a 3 cm	
	3	3 a 5 cm	
	4	> 5 cm	
A (aderências)	0	Ausentes	
	1	Mobilidade da trompa e ovário conservado	
	2	Conservação parcial da mobilidade da trompa e/ou do ovário	
	3	Ausência de mobilidade da trompa e/ou do ovário	
	4	Enchimento de fundo de saco de Douglas	
T (trompas)	0	Normal	
	1	Oclusão parcial	
	2	Oclusão total	
	3	Bi- ou multifocal	
I (inflamação)	Menos (-)	Mais (+)	

Desenvolvimento puberal de Tanner

- **Pelos pubianos:**
  - **P1:** ausência de pelos
  - **P2:** alguns pelos longos pigmentados, sobretudo, nos grandes lábios
  - **P3:** pelos mais densos, mais grossos, ultrapassando a sínfise pubiana
  - **P4:** pelos do tipo adulto, que não atingem as coxas
  - **P5:** pelos do tipo adulto atingindo a parte interna das coxas

- **Pelos na axila:**
  - **A1:** ausentes
  - **A2:** alguns pelos
  - **A3:** número de pelos > 10
  - **A4:** pelos suficientemente abundantes
  - **A5:** pelos abundantes
- **Mamas:**
  - **M1:** projeção simples do mamilo
  - **M2:** botão mamário, alargamento da auréola, a glândula não ultrapassa a auréola
  - **M3:** alargamento da projeção da mama e da auréola, com contornos pouco distintivos, a glândula ultrapassa a auréola
  - **M4:** mamas bem desenvolvidas, edema da auréola que se projeta antes do plano do seio
  - **M5:** mama adulta com edema de auréola tendo desaparecido (ele se confunde com o plano do seio) e apenas o mamilo se projeta
- **Vulva:**
  - **V1:** vulva vertical
  - **V2:** início da horizontalização da vulva
  - **V3:** desenvolvimento dos grandes e pequenos lábios
  - **V4-5:** vulva do tipo adulto

Má-formações uterinas (Musset 1964, AFS 1988)

Aplasias uterinas
- Aplasias bilaterais dos canais de Müller (Tipo I AFS):
  - Aplasia completa do útero
  - Aplasia parcial do útero, síndrome de Mayer-Rokitansky-Kuster-Hauser (Ic)
- Aplasias müllerianas unilaterais:
  - Aplasia mülleriana unilateral completa, útero verdadeiramente unicorno (IId)
  - Aplasia mülleriana unilateral incompleta, útero pseudounicorno com corno rudimentar contralateral, com cavidade endometrial (IIb) ou sem (IIc)

Hemiútero
- Bicorno bicervical com ou sem retenção menstrual unilateral (hemivagina cega ou atresia do colo)
- Bicorno unicervical parcial (IVa), completo (IVb), ou assimétrico (IIa)

Útero septado
- Divisão total (Vb)
- Divisão parcial (Va)
- Com fundo arqueado (VI)
- Septado assimétrico de Robert

Útero que se comunica
- Divisões que se comunicam
- Bicorno cervical que se comunica com ou sem retenção menstrual

Outras más-formações uterinas
- Hipoplasia uterina, útero DES (VII)
- Más-formações congênitas do colo e do istmo

Esquematização

Unicorno verdadeiro — Unicorno com útero contralateral rudimentar (Corno rudimentar) — Unicorno com útero contralateral aberrante

Bicorno bicervical — Bicorno unicervical perfeito — Bicorno unicervical simples — Fundo recortado

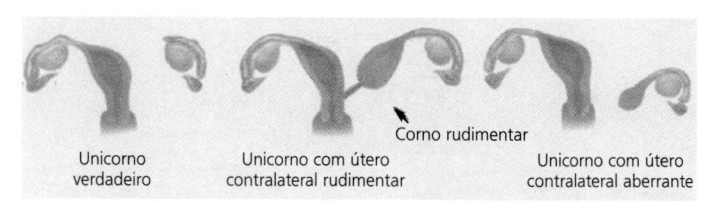

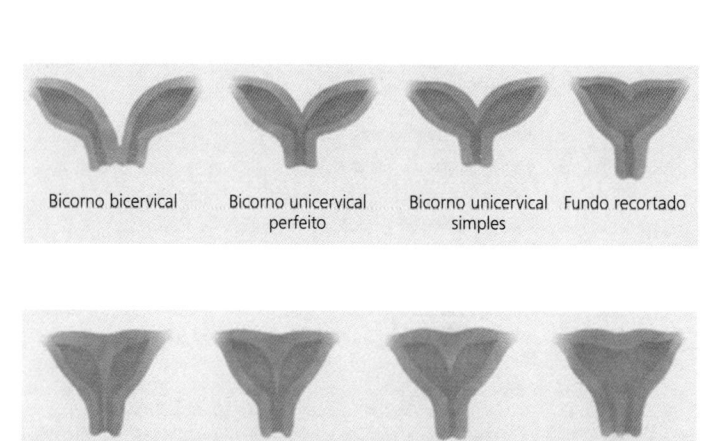

Divisão total — Divisão subtotal — Divisão corpórea — Divisão cervical

Hirsutismo, segundo escala de Abraham

Lábio superior	1. Alguns pelos na borda externa 2. Um pequeno bigode na borda externa 3. Um bigode se estendendo na metade externa 4. Bigode completo
Queixo	1. Alguns pelos espalhados 2. Pelos espalhados com zonas de concentração 3 e 4. Barba insignificante ou significativa
Peito	1. Alguns pelos periaureolares 2. Com alguns pelos medianos a mais 3. Três quartos da superfície são cobertos 4. Pelos cobrindo todo o peito

Parte superior das costas	**1.** Alguns pelos espalhados **2.** Um pouco mais de pelos, mas ainda espalhados **3 e 4.** Cobrem completamente a metade superior das costas, pelos finos ou grossos
Parte inferior das costas	**1.** Tufo de pelos **2.** O mesmo com extensão lateral **3.** Os 3/4 da superfície são cobertos **4.** Pelos difusos em toda superfície
Metade superior do abdome	**1.** Alguns pelos medianos **2.** Pelos mais abundantes e ainda medianos **3 e 4.** Parte superior completamente coberta
Metade inferior do abdome	**1.** Alguns pelos medianos **2.** Uma linha mediana de pelos (tira) **3.** Uma tira média de pelos **4.** Pelos em losango
Braços, coxas, pernas	**1.** Pelos esparsos que não ultrapassam mais de 1/4 da superfície do segmento de membro **2.** Pelos atingem uma superfície um pouco mais extensa: a cobertura continua incompleta **3 e 4.** Cobertura completa fina ou densa
Interpretação	**Valor da escala**
Normal	< 8
Hirsutismo leve	8 a 16
Hirsutismo moderado	17 a 25
Hirsutismo severo	> 25
Se for superior a 15: suspeita de uma causa orgânica, e exames bioquímicos são necessários.	

Complicações cirúrgicas (Clavien-Dindo 2004)

- **Grau I:** todo desvio do acompanhamento operatório normal sem necessidade de tratamento farmacológico ou cirúrgico, endoscopia e radiologia intervencional

Os tratamentos autorizados são: os medicamentos antieméticos, antipiréticos, analgésicos, diuréticos, os eletrólitos e a fisioterapia. Esse grau compreende também as infecções de parede abertas no leito do doente.

- **Grau II:** necessidade de tratamento farmacológico com outros medicamentos que não sejam os autorizados no grau I

Esse grau compreende as transfusões e a nutrição parenteral total.

- **Grau III:** necessidade de uma intervenção cirúrgica, endoscopia ou de radiologia intervencional
  - Grau IIIa: intervenção sem anestesia geral
  - Grau IIIb: intervenção com anestesia geral
- **Grau IV:** complicação com risco vital (inclusive do sistema nervoso central) com procedimentos de cuidados contínuos ou de reanimação
  - Grau IVa: falência de um órgão (inclusive diálise)
  - Grau IVb: falência de múltiplos órgãos
- **Grau V:** falecimento do paciente

Sufixo "d": se o paciente sofre de uma complicação na ocasião da alta, o sufixo "d" (para *disability*) é acrescentado ao grau de complicação correspondente. Esse sufixo indica a necessidade de acompanhamento para avaliação completa da complicação.

28 CÂNCERES GINECOLÓGICOS E MAMÁRIOS

Câncer de mama

1. Exame pré-terapêutico

Exame clínico e de imagem
- Exame clínico:
  - Idade, situação menopáusica, utilização de um tratamento hormonal (contracepção, THM), índice de massa corporal
  - Avaliação do estado geral de acordo com índice reconhecido (Karnofsky)
  - Exame das 2 mamas: volume dos seios, características do tumor (lado, quadrante, tamanho, mobilidade)
  - Exame das áreas ganglionares: axilares, subclaviculares e cervicais
  - Exame geral: pulmão, fígado, útero e ovários
  - Classificação TNM
- Exame mastológico:
  - Mamografia, ecografia mamária
  - IRM mamária em caso de discordância clínica/mamográfica, mamografia/ecografia, lesão multifocal ou inflamatória ou em caso de carcinoma lobular infiltrado comprovado histologicamente
- Microbiópsias (ou macrobiópsias para as lesões infraclínicas): sistemática antes de todo tratamento. Colocação de um clipe no ato da realização de macrobiópsias em caso de excisão completa de microcalcificações agrupadas, de lesões multifocais ou na perspectiva de um tratamento médico neoadjuvante

Exame de extensão (apenas para os cânceres invasivos)
- Marcadores tumorais: CA 15.3, ACE
- Imagens: radiografia do tórax, ecografia abdominopélvica (fígado, ovários) e, de acordo com os fatores de risco, cintilografia óssea, tomodensitometria ou IRM cerebral nos pacientes sintomáticos, sobretudo, em caso de "triplo negativo" ou HER 2 +++
- Em caso de sinais indicativos: exame orientado

2. Estratégia terapêutica

Ela se baseia no tipo histológico (carcinoma *in situ* ou carcinoma invasivo) e na classificação.
Os grandes princípios do tratamento anunciados aqui originam-se de dados da literatura internacional, de recomendações de Nice – Saint Paul de Vence, de reuniões do consenso do Saint Gallen e do *Institut National du Cancer* (INCa)

Cirurgia
- Tumor infiltrado operável: estágio 1
- Se a relação de tamanho tumoral/volume do seio for alta ou tumor inflamatório: uma quimioterapia ou hormonoterapia neoadjuvante podem ser indicadas
- Carcinomas intraductais: estágio 2 e 3, e em caso de estar infiltrado associado a estágio 1
- Neoplasias lobulares *in situ* (LIN): estágio 4

Em todos os casos, a excisão tumoral deve ser completa com as margens de excisão saudáveis ≥ 2 mm.
- Doença de Paget:
  - Se houve comprometimento isolado da placa aréola-mamária (PAM) (imagens completas normais): ablação da PAM, sem limpeza, nem radioterapia
  - Em caso de doença de Paget + microcalcificações agrupadas e/ou massa tumoral:
    - Atitude padrão: mastectomia
    - Tratamento conservador com ablação da PAM no caso de todos os critérios de conservação mamária presentes (interesse da cirurgia oncoplástica)
    - Em todos os casos: exploração ganglionar adaptada ao caráter *in situ* (tamanho e grau histológico) ou infiltrado (tamanho) do carcinoma mamário

Radioterapia
- Campo de irradiação
  - Na mama
    - Em caso de conservação mamária: leito tumoral em caso de ao menos um dos seguintes fatores: pT > 10 mm, componente intraductal extensivo associado, êmbolos vasculares ou linfáticos
    - Em caso de mastectomia: parede torácica se: pN0 e 1 critério. pT2 com êmbolos, pT3 ou pT4 ou excisão limite. Lesões multicêntricas. pN1. Complemento de cicatriz no caso de ter atingido o peito
  - Nas áreas ganglionares
    - Alto do gânglio axilar, se pN1
    - Gânglio subclavicular, se pN1 ou pT3 ou pT4
- Dose total:
  - Mama, parede torácica: 50 Gy
  - Complemento/leito tumoral ou cicatriz de mastectomia: 10-20 Gy

Quimioterapia
- Adjuvante
  - Prazo: 3 a 5 semanas, no máximo, após o tratamento cirúrgico
  - Tipo de quimioterapia e indicações:
    - se pN1: quimioterapia adjuvante com 3 FEC100 e 3 Taxotere
    - se pN0: pode haver indicação de uma quimioterapia adjuvante (6 FEC100) em virtude da presença ou não dos seguintes fatores de risco: idade < 35 anos, Rh negativo, SBR II ou III, HER 2 +++, tamanho tumoral > 20 mm e presença de êmbolos vasculares
- Neoadjuvante
  - Esquema geral:
    - Na ausência de testes preditivos da eficácia da quimioterapia, esquema sequencial que alterna FEC100 e taxotere
    - Reavaliação após o 3° ciclo (clínica + imagens/ecografia ou melhor IRM)
    - Em caso de resposta tumoral satisfatória
    - Colocação de um clipe no tumor (caso não tenha sido feito na ocasião das microbiópsias iniciais), na eventualidade de uma resposta tumoral completa em fim de quimioterapia
    - Continuação da quimioterapia até um número total de 6 a 8 ciclos
    - Em caso de regressão insuficiente ou de progressão tumoral, o protocolo de quimioterapia poderá ser modificado
  - Pacientes HER2 +++, associação do tratamento a Trastuzumab

Hormonoterapia
- Adjuvante
  - Produtos utilizados:
    - Antiestrogênios: tamoxifeno: 20 mg/dia (ou seja, 1 cp/dia), durante 5 anos
    - Análogos do LH-RH: triptorrelina 11,25, uma injeção trimestral, durante 2 anos
    - Antiaromastases: letrozol, anastrazol e exemestano, 1 cp/dia
  - Indicações:
    - Apenas para os cânceres infiltrados RE+ e/ou RP+
    - Antes da menopausa:
      - Tamoxifeno
      - Tamoxifeno + análogo de LH-RH em caso de cistos ovarianos bilaterais e/ou sintomáticos, ou em mulheres com alto risco que não estão na menopausa por quimioterapia (< 35 anos)
    - Após a menopausa:
      - Antiaromastases
      - O tamoxifeno continua sendo uma opção possível nas mulheres que têm um câncer com um bom prognóstico, em caso de contraindicação aos antiaromastases, ou ainda em caso de intolerância aos antiaromastases após 2 anos de tratamento
  - Adaptações possíveis
    - Após 2 anos de tratamento, a passagem do tamoxifeno a um antiaromastase é uma opção
    - Após 5 anos de tamoxifeno, troca possível para um antiaromastase durante, pelo menos, 2 anos nas mulheres com alto risco metastático
- Neoadjuvante
  - Por antiestrogênios ou antiaromastases (de acordo com o estatuto menopáusico), durante 4 a 6 meses, com acompanhamento da regressão tumoral por exame clínico e imagens
  - Realização do tratamento locorregional (cirurgia, radioterapia)
  - Retomada da hormonoterapia como adjuvante, de acordo com a resposta tumoral inicial

Terapias-alvo
- Trastuzumab: utilizado como adjuvante apenas em caso de tumor HER 2 +++
- O trastuzumab é prescrito em associação à quimioterapia, se possível continuado durante a radioterapia, e após a radioterapia para uma duração total do tratamento que permanece atualmente 1 ano após o fim do tratamento local
- Acompanhamento por ecografia cardíaca antes do início do tratamento e depois, conforme solicitação, em razão dos resultados e da sintomatologia

Acompanhamento
- Acompanhamento locorregional
  - Clínico, a cada 6 meses até 5 anos (em caso de mastectomia por carcinoma canalicular *in situ*: exame anual)
  - Alternância recomendada e a ser organizada entre os diferentes médicos (cirurgião, radioterapeuta, oncologista), clínico geral e ginecologista; entrega à paciente de um calendário de acompanhamento

- Mamografia a 6 meses do fim do tratamento local para o seio tratado (em caso de conservação), depois em 1 ano, e em seguida anualmente. A ecografia é um exame de 2ª intenção
- A IRM não é um exame sistemático indicado apenas para:
  - Diferenciar sequelas terapêuticas e reincidência local (duração mínima: 6 meses após cirurgia, 12 meses após radioterapia)
  - O acompanhamento dos carcinomas lobulares infiltrados
  - O acompanhamento de pacientes portadoras de mutação BrCA
- Acompanhamento geral
  - Sem exame sistemático; exames unicamente em caso de sintomas indicativos clínicos
  - Sem dosagem sistemática dos marcadores tumorais
- Acompanhamento em caso de hormonoterapia
  - Por tamoxifeno (risco de câncer do endométrio): ecografia pélvica antes do início do tratamento: sem exame complementar, se assintomático; em caso de metrorragias, ecografia pélvica ou histerossonografia, ± histeroscopia curetagem
  - Por antiaromastase (risco de alterações do perfil lipídico e risco de osteoporose): exame lipídico (colesterol, triglicérides) no início do tratamento, depois 1 vez por ano; osteodensitometria recomendada no início do tratamento
- Contracepção
  - Dois métodos principais: DIU (privilegiar aqueles nos quais a eficácia se prolonga a um período de maior que 5 anos) ou esterilização tubária definitiva (Essure® +++)
  - Evitar (falta de eficácia): métodos locais (preservativos, diafragmas vaginais, espermicidas)
  - Métodos contraindicados: todos os métodos hormonais (estroprogestogênios, progestogênios, anel vaginal, adesivo anticoncepcional, inclusive DIU de progesterona)

Câncer do endométrio

1. Exame pré-terapêutico

Exame clínico
- Exame clínico abdominopélvico e ganglionar (gânglios inguinais e Troisier)
- Exame geral

Exame de extensão
- IRM abdominopélvica sistemática: avaliação do volume tumoral, de infiltração miometrial, do comprometimento do estroma cervical, do comprometimento ovariano e ganglionar pélvico e lomboaórtico
- O *scanner* abdominopélvico não faz parte do exame de extensão, salvo em caso de contraindicação de IRM em que ele deverá ser associado a uma ecografia abdominopélvica
- Dosagem de CA125 discutida em caso de suspeita de extensão regional, de comprometimento ovariano ou de tipo 2 histológico

2. Estratégia terapêutica

Os grandes princípios do tratamento anunciados aqui se originam de dados de referências internacionais e de recomendações profissionais (novembro 2010).

Métodos terapêuticos
- A cirurgia
  - O tratamento de referência, se o estágio e o estado da paciente permitirem
  - O padrão é uma histerectomia total (HT) com salpingo-oforectomia bilateral (SOB) e citologia peritoneal
  - A via de acesso recomendada para os estágios iniciais é a via vaginal laparoscópica, exceto em caso de contraindicação (útero com volume grande, com a serosa afetada, extensão extrauterina)
  - A realização de uma linfadenectomia e de uma omentectomia depende do estado clínico, do tipo histológico, do grau e da relação risco-benefício (idade, comorbidades-obesidade mórbida)
- A radioterapia
  - A radioterapia externa
    - Dose total: 45 a 50 Gy (25 frações de 1,8 a 2 Gy)
    - O volume de irradiação depende da extensão tumoral: ela se limita à pélvis, em caso de comprometimento ganglionar ilíaco comum ou lomboaórtico. Em caso de comprometimento ganglionar lomboaórtico, o volume de irradiação inclui a região lomboaórtica
  - Braquiterapia
    - Vaginal pós-operatória, preferencialmente em taxa alta de dose, 4 sessões de 6 Gy
    - Em caso de braquiterapia pulsada ou com baixa dose, uma dose de 50 Gy é dada
    - Em caso de braquiterapia de *surimpression* (após radioterapia externa), uma dose de 10 Gy é dada em 2 sessões
- A quimioterapia
  - Em caso de adenocarcinoma: cisplatina/doxorrubicina
  - Em caso de carcinossarcoma: protocolos que associem ifosfamida
  - Ela deve ser administrada antes ou depois da radioterapia, de maneira sequencial
- Hormonoterapia: progestativos, principalmente: acetato de medroxiprogesterona, via oral, 500 mg/dia. Em caso de contraindicações, antiestrogênios podem ser utilizados

Indicações terapêuticas
- Estágio I:
  - Baixo risco (IA, grau 1 ou 2): HT com SOB e braquiterapia em caso de invasão miometrial
  - Risco intermediário (IA grau 3, IB grau 1 ou 2): HT com SOB, e linfadenectomia, se IB grau 2 ou IA grau 3 com invasão miometrial, seguida de braquiterapia
  - Alto risco (IB grau 3), IB com êmbolos linfáticos, tipo histológico de maus prognósticos (adenocarcinomas com células claras, carcinomas seroso papilares, carcinossarcomas): HT com SOB e linfadenectomia e lomboaórtica (pélvica a discutir), RTE ± braquiterapia

- Estágio II:
  - HT (pode ser aumentada) com SOB e linfadenectomia pélvica ± lomboaórtica
  - Em caso de tipo 2 histológico: omentectomia infracólica, citologia e biópsias peritoneais complementarão o tratamento cirúrgico
  - RTE ± quimioterapia
- Estágio III:
  - IIIA: HT + SOB, omentectomia infragástrica, linfadenectomia pélvica e lomboaórtica, RTE e braquiterapia, quimioterapia, se houve comprometimento anexial
  - IIIB: RTE exclusiva privilegiada ± quimioterapia concomitante, uma classificação ganglionar lomboaórtica pode ser discutida, braquiterapia
  - IIIC: HT, SOB, curetagem pélvica e lomboaórtica, RTE, braquiterapia ± quimioterapia
- Estágio IV:
  - Estágios IVA:
    - RTE, seguida de braquiterapia
    - Uma quimioterapia concomitante pode ser discutida em analogia ao câncer de colo do útero
    - Uma exenteração pélvica com objetivo curativo pode ser discutida em caso de falha da radiação
  - Estágios IVB:
    - Uma cirurgia citorredutora completa com objetivo curativo idêntica a realizada para o câncer de ovário em caso de carcinoma peritoneal ressecável sem metástases a distância
    - Uma quimioterapia é recomendada
    - Uma hormonoterapia é recomendada em caso de receptores positivos ou de doença que evolui lentamente
    - Uma radioterapia externa conformacional no tumor primitivo é recomendada de acordo com a localização das lesões
    - Em caso de estágio IVB definido por um comprometimento inguinal isolado, uma adenectomia complementar é recomendada

Acompanhamento
- Frequência: a cada 4 meses, durante 2 anos, depois a cada 6 meses, durante 3 anos, em seguida todos os anos
- Pelo clínico geral ou ginecologista em alternância com a equipe de referência do tratamento inicial
- Questionário orientado: sinais de complicações do tratamento, sinais de reincidência
- Apenas exame clínico: exame ginecológico completo com toque vaginal (TV) e toque retal (TR), áreas ganglionares, exame geral
- Exames complementares apenas em caso de sintomas
- Pesquisa de uma instabilidade de microssátelites, se não foi realizada antes, para identificar uma síndrome HNPCC/Lynch em todas as pacientes com câncer de endométrio antes dos 50 anos ou em qualquer idade de uma paciente das quais algum parente de primeiro grau foi acometido de um câncer colorretal ou cancro do espectro "HNPCC"

Câncer de colo do útero

1. Exame pré-terapêutico

Exame clínico
Exame clínico abdominopélvico e das áreas ganglionares (opção: exame sob anestesia geral, citoscopia, retoscopia).

Exame paraclínico
- IRM abdominopélvica: avaliação do volume tumoral, da extensão locorregional (útero, paramétrios, parede pélvica, reto, bexiga, ureteres) e avaliação da extensão ganglionar
- Tomodensitometria abdominal opcional para avaliação da extensão ganglionar
- TEP TDM recomendada a partir dos estágios IB1
- Avaliação radiológica torácica a partir dos estágios IB1
- Dosagem de SCC para tumores epidermoides
- Uma conização pode ser preliminar ao procedimento para as formas subclínicas

2. Estratégia terapêutica

Os grandes princípios do tratamento anunciados aqui originam-se de referenciais internacionais e de recomendações da *Société française d'oncologie gynécologique* (SFOG).

Métodos terapêuticos
No que concerne à cirurgia, à radioterapia e à quimioterapia, os modos de tratamento se aproximam muito daqueles utilizados nos casos de câncer do endométrio e são precisados nas indicações terapêuticas.

Indicações terapêuticas
- Carcinoma *in situ*: conização (na arcada de preferência) com excisão em tecido sadio ou histerectomia total simples
- Estágio IA sem êmbolos tumorais
  - O diagnóstico necessita uma conização
  - Procedimento de conização com excisão em tecido sadio ou histerectomia total simples
- Estágio IA com êmbolos, tumorais IA2 e IB1 sem comprometimento ganglionar nas imagens (e II proximal)
  - Ou linfadenectomia pélvica laparoscópica, primeiramente:
    - Se pN0: colpo-histerectomia radical (Piver II) ou braquiterapia uterovaginal
    - Se pN1: quimiorradioterapia concomitante e braquiterapia uterovaginal
    - Opção: classificação lomboaórtica laparoscópica (para definir a extensão dos campos de irradiação) e histerectomia complementar em caso de tumor residual após a irradiação (clínica e IRM)
  - Ou braquiterapia uterovaginal seguida de colpo-histerectomia com linfadenectomia pélvica
    - Se pN0: sem tratamento complementar
    - Se pN1: radioquimioterapia concomitante e braquiterapia uterovaginal

- Opção: classificação lomboaórtica laparoscópica (para definir a extensão dos campos de irradiação)
  - Ou radioterapia externa e braquiterapia em tratamento exclusivo
  - Uma traquelectomia radical pode ser proposta às pacientes jovens com desejo de gravidez, se o tamanho máximo do tumor for < 20 mm, sem êmbolos tumorais, N- com uma margem endocervical de 8 mm ou mais
- Estágios IA2, IB1 afetando a área ganglionar na imagem e II proximal
  - TEP TDM
    - Se houver suspeita apenas de ter atingido a área ganglionar pélvica, classificação ganglionar lomboaórtica por laparoscopia retroperitoneal
    - Se houver suspeita apenas de ter atingido a área ganglionar lomboaórtica, essa deve ser comprovada histologicamente
    - Se houver suspeita de ter atingido massivamente a área pélvica e lomboaórtica, a classificação cirúrgica ganglionar é abandonada
  - Radioquimioterapia concomitante e braquiterapia
  - Uma excisão cirúrgica complementar pode ser discutida em função da regressão tumoral e dos fatores de risco de complicações pós-operatórias
- Estágios IB2, II distais e III
  - Radioquimioterapia concomitante e braquiterapia uterovaginal
  - Classificação ganglionar lomboaórtica cirúrgica, exceto em casos de adenopatias caracterizadas nas imagens
  - Uma excisão cirúrgica complementar pode ser discutida
- Estágio IVA
  - Radioquimioterapia concomitante e braquiterapia uterovaginal
  - Classificação ganglionar lomboaórtica cirúrgica, exceto em casos de adenopatias caracterizadas nas imagens
  - Exenteração pélvica em caso de tumor não fixado à parede e ausência de invasão ganglionar lomboaórtica
- Estágio IVB: quimioterapia e/ou radioterapia

Acompanhamento
- Ritmo: a cada 4 meses durante 2 anos, depois a cada 6 meses durante 3 anos, em seguida todos os anos
- Pelo clínico geral ou o ginecologista em alternância com a equipe de referência do tratamento nos primeiros anos
- Questionário orientado: sinais de complicações do tratamento, sinais de reincidência
- Apenas exame clínico: exame ginecológico completo com TV e TR, áreas ganglionares, exame geral
- Exames complementares apenas em caso de sintomas
- SCC a discutir em caso de elevação inicial para o tipo epidermoide

Câncer de ovário

1. Exame pré-terapêutico
Exame clínico
- Exame clínico abdominopélvico e ganglionar (gânglios inguinais e Troisier)
- Exame geral

Exame de extensão
- *Scanner* toracoabdominopélvico (opção radiografia do tórax)
- Biópsia por *scanner* ou por meio de laparoscopia, se houver objetivo de quimioterapia neoadjuvante
- Dosagem de marcadores tumorais: CA125, CA19-9, e ACE

2. Estratégia terapêutica

Métodos terapêuticos
- A cirurgia:
  - Seu objetivo: ressecção tumoral completa (ausência de resíduo macroscópico)
  - Tipo de incisão: mediana xifopúbica
  - A intervenção padrão mínima é uma histerectomia total (HT) com salpingo-ooforectomia bilateral (SOB), omentectomia infragástrica, apendicectomia, linfadenectomia pélvica e aórtica infrarrenal, citologia e biópsias peritoneais
  - Outros procedimentos possíveis: peritoneostomias, ressecções digestivas, esplenectomia
- A quimioterapia: associação carboplatina-paclitaxel indicada a partir do estágio IC ou grau 3, ou histologia de maus prognósticos (adenocarcinomas de células claras)

Indicações terapêuticas
- Se a ressecção foi completa, considera-se tratamento cirúrgico completo e será seguido de quimioterapia adjuvante a partir do estádio IC ou grau 3, ou histologia de mau prognóstico com um mínimo de 6 ciclos
- Se a ressecção completa não pode ser feita imediatamente, a quimioterapia neoadjuvante é indicada. Uma cirurgia de intervalo (no máximo até o 3º ciclo) é desejada em caso de resposta (clínica, marcadores, imagens) sempre com o mesmo objetivo, a ressecção tumoral completa. Uma laparoscopia pode ser útil para avaliar a ressecabilidade completa

Acompanhamento
- Clínico com dosagem dos marcadores inicialmente elevados a ser discutida a cada 4 meses, durante 2 anos, e depois a cada 6 meses, durante 3 anos, depois anual
- Uma IRM abdominopélvica de referência no fim dos tratamentos
- Sem exame radiológico sistemático na ausência de sintomas indicativos

Reincidência
- Avaliação com TDM, TAP, TEP TDM, cirurgia considerada, se a reincidência ocorrer em mais de 12 meses após o fim do tratamento inicial e em caso de forma localizada
- Retomada da quimioterapia a base de sais de platina em caso de reincidência em mais de 6 meses do fim do tratamento inicial, caso contrário 2ª linha de quimioterapia

Câncer de vulva

1. Exame pré-terapêutico

Exame clínico e de imagens
- Exame cuidadoso da vulva: localização (tumor mediano = tumor situado a < 1 cm da linha mediana, ou atingindo o pequeno lábio ou a glândula de Bart-

holin), tamanho, extensão (ureteres, ânus, vagina); exame com anestesia geral em caso de dor
- Exame das áreas ganglionares inguinais
- Exame cervical: esfregaço ± colposcopia e biópsias

Exame de extensão
- Radiografia torácica
- Ecografia e exame biológico hepático
- Dosagem de antígeno SCC (em caso de carcinoma epidermoide)
- TDM ou IRM pélvica

2. Estratégia terapêutica

Os grandes princípios do tratamento anunciados aqui originam-se de referenciais internacionais e de recomendações da *Société française d'oncologie gynécologique* (SFOG).

Métodos terapêuticos
- Cirurgia: é a base do tratamento
  - Vulva:
    - Vulvectomia superficial ("*skinning vulvectomy*" dos anglo-saxões) ablação da pele apenas ± uma pequena espessura de tecido subcutâneo não ultrapassando de 5 mm
    - Excisão radical vulvar (pegando a lesão, uma quantidade de pele sadia em volta suficientemente significativa e os tecidos profundos até a fáscia perineal superficial): vulvectomia parcial, vulvectomia radical. Em todos os casos, margens de excisão > 10 mm, no mínimo, ideal 20 mm
    - Cirurgia plástica de reparação: retalho interno direito, retalho do glúteo máximo e retalho reto abdominal
    - A conservação do clitóris é possível, se for compatível com uma excisão satisfatória do tumor
  - Áreas ganglionares: biópsia de gânglio sentinela, curetagem inguinal superficial ou total
- Radioterapia
  - Radioterapia inguinal ou inguinopélvica em caso de curetagem positiva (≥ 2 gânglios positivos e/ou um gânglio positivo com ruptura capsular) nos estágios I e II
  - Radioquimioterapia a ser discutida a partir do estágio III

Indicações terapêuticas
- Carcinoma *in situ*: vulvectomia parcial superficial; sem exploração ganglionar
- Estágio I:
  - Estágio IA: o mesmo que para carcinoma *in situ*
  - Estágio IB:
    - Tratamento conservador: hemivulvectomia lateral (se tumor lateral), anterior ou posterior (se tumor mediano)
    - Biópsia do gânglio sentinela (ou, na falta deste, linfadenectomia inguinal superficial) e linfadenectomia inguinal profunda se pN1, homolateral se tumor lateral, bilateral se tumor mediano. Em caso de tumor lateral com exploração ganglionar positiva, a linfadenectomia é, sistematicamente, bilateralizada
    - Radioterapia externa inguinofemural e ilíaca a ser discutida em caso de invasão ganglionar (mesmo se houver apenas 1 gânglio atingido). De qualquer modo, a relação risco-benefício em caso de micrometástase única não sugere a radioterapia

- Estágio I multifocal e estágio II
  - Vulvectomia total radical modificada
  - Linfadenectomia inguinal bilateral superficial (por incisões independentes daquela da vulvectomia), ± profunda em caso de invasão ganglionar no exame histológico extemporâneo
  - Radioterapia externa de acordo com os resultados histológicos (gânglios e estado das bordas de excisão)
- Estágio III
  - Vulvectomia total radical modificada, estendida para a uretra inferior ou mucosa anal
  - Linfadenectomia bilateral inguinal superficial, profunda ou ± sistemática, ou de acordo com o resultado extemporâneo histológico ± linfadenectomia pélvica simples (laparoscópica) se adenomegalia visível no CT pré-operatório
  - A radioterapia externa pelos achados histológicos (gânglios e estado das bordas de excisão
  - Opção: radioquimioterapia concomitante ± cirurgia de resíduo tumoral
- Estágio IV
  - Estágio IV A:
    - Exame com anestesia geral; consulta multidisciplinar, opinião da paciente
    - 2 opções:
      - Cirúrgica: exenteração pélvica (se T4, N0-1, M0), ± radioterapia externa de acordo com as bordas de excisão e com os gânglios
      - Radioquimioterapia concomitante ± cirurgia de resíduo tumoral
  - Estágio IV B: de acordo com a sintomatologia e o estado geral da paciente:
    - Quimioterapia
    - Tratamento paliativo e cuidados de apoio

Acompanhamento
Idêntico ao do câncer de colo

Câncer vaginal

1. Exame pré-terapêutico
   - Exame clínico pélvico (colo +++, vulva) e áreas ganglionares inguinais
   - IRM abdominopélvica: volume tumoral, comprometimento paravaginal e/ou parametrial, comprometimento ganglionar pélvico e/ou lomboaórtico
   - Radiografia pulmonar
   - Opcional: cavidade vaginal (visualização da extensão local), ecografia endovaginal, retossigmoidoscopia, marcadores tumorais (SCC para os carcinomas epidermoides; CA-125 para os adenocarcinomas), exame pluridisciplinar sob anestesia geral, PET-*Scan*

2. Estratégia terapêutica

Os grandes princípios do tratamento anunciados aqui originam-se de referenciais internacionais e de recomendações da *Société française d'oncologie gynécologique* (SFOG).

Métodos terapêuticos
- O tratamento de referência continua sendo a radioterapia
- A cirurgia é indicada principalmente nos estágios iniciais

Indicações terapêuticas

As indicações terapêuticas dependem da idade, do estado geral, da existência de comorbidades, mas também da localização do tumor, do estágio da doença, sem esquecer a opinião da paciente (atividade sexual, nível de cuidados desejado).

- Carcinoma *in situ*: colpectomia parcial superficial ou, eventualmente, tratamento destrutivo por vaporização a *laser* CO_2
- Estágios I N0, tamanho tumoral < 2 cm: 2 opções:
    - Cirurgia: linfadenectomia pélvica/laparoscopia (cânceres dos 2/3 superiores da vagina), ou gânglio sentinela e/ou linfadenectomia inguinal superficial bilateral (câncer do 1/3 inferior da vagina), total, se pN1 no estágio superficial
        - pN0: cirurgia exclusiva (colpectomia ou colpo-histerectomia radical), ou braquiterapia vaginal exclusiva, ou cirurgia + braquiterapia
        - pN1: radioterapia externa pélvica + braquiterapia vaginal ou uterovaginal
    - Radioterapia: radioterapia externa pélvica + braquiterapia vaginal ou uterovaginal
- Estágios I tamanho tumoral > 2 cm, estágios I N1, estágios II e III: radioterapia externa (nível superior, função do nível de extensão ganglionar determinada por TDM, IRM, PET-*scan*, ou linfadenectomia) + braquiterapia vaginal ou uterovaginal ± quimioterapia concomitante
- Estágios IV
    - IV A: em caso de ausência de invasão ganglionar, excisão da bexiga, ou excisão do útero e do reto, ou ainda, excisão da bexiga, útero e reto
    - IV B: tratamento paliativo

Acompanhamento

Idêntico ao do câncer de colo.

```
┌─────────────────────────┐
│   Câncer infiltrado:    │
│    tumor operável       │
└─────────────────────────┘
```

- **Sem contraindicação ao tratamento conservador**
- **Contraindicação ao tratamento conservador**
  - Relação tamanho tumor/mama alta
  - *In situ* difuso associado
  - Multicentricidade
  - Radioterapia impossível
  - Sem desejo de conservação

TRT conservador +/- cirurgia oncoplástica com avaliação axilar

Exploração ganglionar
- amostra de gânglio sentinela (GS) +/- curetagem axilar segundo exame extemporâneo tamanho tumoral (≤ 3 cm) e GS
- curetagem axilar imediata

Mastectomia com avaliação axilar adequada

- Multicentricidade/multifocalidade não em áreas saudáveis
- Multicentricidade em áreas saudáveis → Consulta pluridisciplinar
- Não em áreas saudáveis → Retomada cirúrgica → Não em áreas saudáveis / Em áreas saudáveis
- Áreas saudáveis

TRT adjuvante

Cirurgia CONSERVADORA da mama
- sem exame extemporâneo
- sem curetagem axilar
- em caso de lesão palpável ou suspeita de microinvasão em imagem radiológica ou em biópsia: gânglio sentinela

↓ ↓

| Margem de tecido sadio ≥ 2 mm | Margem de tecido sadio < 2 mm |

- Radioterapia

- Retomada cirúrgica:
- Reexcisão com obtenção de margens 2 mm depois radioterapia
- Mastectomia em 2ª tentativa
- Mastectomia em 3ª tentativa, se reexcisão ainda não satisfatória

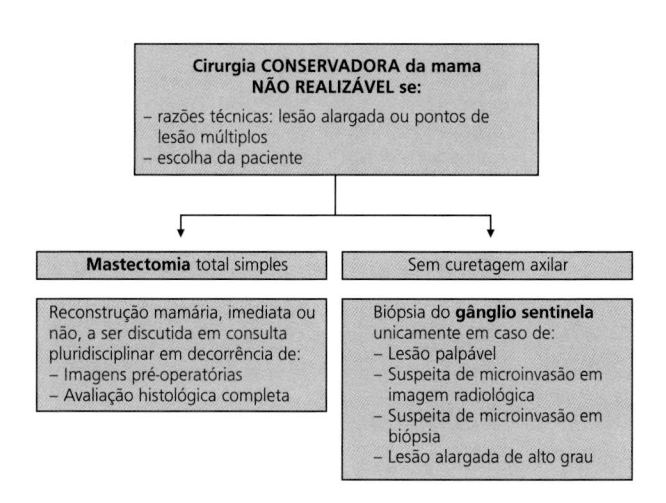

Cirurgia CONSERVADORA da mama NÃO REALIZÁVEL se:
- razões técnicas: lesão alargada ou pontos de lesão múltiplos
- escolha da paciente

↓ ↓

Mastectomia total simples

Reconstrução mamária, imediata ou não, a ser discutida em consulta pluridisciplinar em decorrência de:
- Imagens pré-operatórias
- Avaliação histológica completa

Sem curetagem axilar

Biópsia do **gânglio sentinela** unicamente em caso de:
- Lesão palpável
- Suspeita de microinvasão em imagem radiológica
- Suspeita de microinvasão em biópsia
- Lesão alargada de alto grau

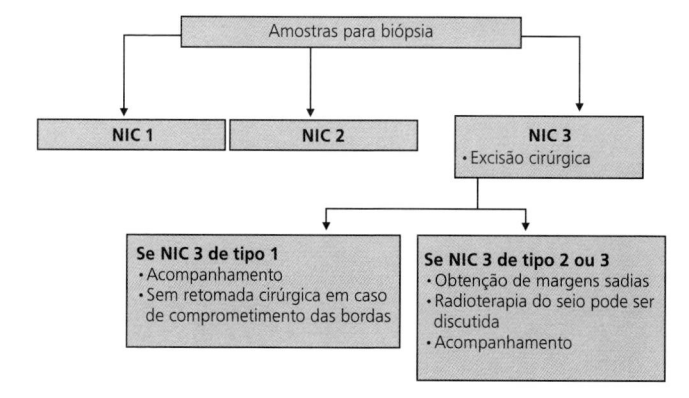

```
                        Amostras para biópsia
       ┌────────────────────────┼────────────────────────┐
       ▼                        ▼                        ▼
    ┌──────┐                ┌──────┐                ┌─────────────────┐
    │ NIC 1│                │ NIC 2│                │     NIC 3       │
    └──────┘                └──────┘                │ •Excisão cirúrgica│
                                                    └─────────────────┘
                                                         │
                                            ┌────────────┴────────────┐
                                            ▼                         ▼
```

Se NIC 3 de tipo 1
- Acompanhamento
- Sem retomada cirúrgica em caso de comprometimento das bordas

Se NIC 3 de tipo 2 ou 3
- Obtenção de margens sadias
- Radioterapia do seio pode ser discutida
- Acompanhamento

Obstetrícia

29. Procedimento em Caso de Ameaça de Trabalho de Parto Prematuro (MAP)

Critérios de hospitalização

- Prazo > 24 semanas e < 34 semanas
- Contrações uterinas regulares com modificação do colo no exame clínico
- Ecografia do colo mostrando um afunilamento do orifício cervical interno e com espessura < 26 mm (teste de fibronectina positivo)
- Ou, na ausência de contrações uterinas, ecografia do colo mostrando afunilamento do orifício cervical interno e espessura < 20 mm

Procedimento

Hospitalização

1. Acompanhamento

- MAF, contrações uterinas, corrimentos vaginais, perda de líquido amniótico, metrorragias
- T°, pulso, TA, altura uterina (HU)

2. Avaliações

- Amostra para pesquisa de vaginose (PV), tira de teste de urina (BU), ECBU, a ser repetido 1/semana
- Plaquetas (NFS), CRP, repetir em 1/semana
- Teste Actim Prom em caso de suspeita de perda de líquido amniótico
- Sorologias a serem verificadas, 2 cartas de grupo no relatório
- Exame pré-operatório com consulta ao anestesista
- ERCF 1 a 2 ×/semana
- Ecografia do colo
- Ecografia via obstétrica (apresentação, biometria, vitalidade, líquido amniótico, placenta)
- Descobrir os fatores de risco: sociais, profissionais, médicos (infecções urinárias, dentárias, vaginoses...)

3. Esquema terapêutico

- Repouso
- Tocólise 48 h ± considerar TIU:
  - Protocolo nifedipina de acordo com os protocolos regionais
  - Ou Tractocile® (acetato de atosibano IVSE) em 1 tratamento (apenas medicamentos autorizados)
- Maturação pulmonar: betametasona:
  - 12 mg ou 2 amp em IM ou IV repetindo 1 vez com 24 h de intervalo
  - A partir de 24 semanas (dependendo do caso) até a 34ª semana, se MAP comprovado
  - 2 tratamentos no máximo (fazer 2° tratamento, se reincidência de MAP distante do 1° tratamento [1 mês], mas próximo do parto)

- Em caso de paciente Rh negativo, profilaxia (após *coombs* indireto) com imunoglobulina anti-D 300 μg na 28ª semana; se não foi feita 2ª injeção
- Sem antibioticoterapia sistemática: a adaptar de maneira secundária às amostragens bacteriológicas
- Meias de compressão
- Colecalciferol: 1 amp, se não houver suplementação de vitamina D após a 24ª semana
- Informar as pacientes sobre o risco da prematuridade (pediatra de plantão)

NOTA: em caso de parto prematuro, preparar:
- Uma pesquisa de abertura cervical 3 a 6 meses após o parto por histerografia ou histeroscopia
- Uma amostragem vaginal na busca de uma vaginose bacteriana no início de uma gravidez posterior

Lembrete sobre os tocolíticos

Protocolo (nifedipino)
- 1 cápsula (10 mg) oral a cada 20 min até 4 em caso de ineficácia
- depois troca para nifedipino oral (30 mg) 2/dia

Protocolo acetato de atosibano IV
- IV em *bolus* 6,75 mg de acetato de atosibano (0,9 mL), depois 300 μg/min durante 3 h, depois 100 μg/min de 15 a 45 h
- Sem tratamento de manutenção
- Possibilidade de novos cursos de tratamento em caso de reincidência das contrações uterinas

Importante
- Contraindicações gerais à tocólise: corioamniotite, SFA
- Sem associação de tocolíticos
- Em caso de ineficácia, possibilidade de trocar de classe terapêutica
- Em caso de tocólise eficaz, sem argumento para prolongar o tratamento IV por mais de 48 h (não retarda o parto)

NOTA: tratamento de apoio (após 48 h) não sistemático: não há interesse no prolongamento da gravidez ou do estado neonatal. Ele poderá reduzir novas hospitalizações e a necessidade de novos tratamentos tocolíticos via IV.

30 Ruptura Prematura de Membranas entre 24 e 34 Semanas

⇒ **Hospitalização**

1. Elementos a serem observados clinicamente

- Movimentos ativos fetais, contrações uterinas, corrimentos vaginais, metrorragias
- Temperatura, pulso: 2 vezes ao dia

2. Explorações

Maternal

- No ato da internação: exame clínico (com espéculo). O toque vaginal só será realizado se existir dúvida de início de trabalho de parto, contraindicação para repetir os toques vaginais sistematicamente
- Amniotest ou teste Actim Prom
- Amostragem vaginal, exame de urina (ECBU), a ser repetido 1 vez por semana
- Hemograma, CRP a ser repetido 2 vezes por semana
- Sorologias a serem verificadas
- Exame pré-operatório com consulta com o anestesista
- Consulta com um pediatra para explicar o procedimento neonatal e discutir uma reanimação no tempo limite de viabilidade (entre 24 e 26 semanas)

Fetal

- Cardiotocografia, 1 vez ao dia nos primeiros dias, depois 2 a 3 vezes por semana, se a situação for estável
- Ecografia por via abdominal (apresentação, biometria, vitalidade, placenta), 1 vez a cada 15 dias. Estimação do peso fetal no tempo limite de viabilidade (24-26 semanas), a fim de discutir o procedimento neonatal

3. Esquema terapêutico

- Descanso sem repouso absoluto
- Meias de compressão grau 2, se houver fatores de risco tromboembólicos moderados (se forem severos, anticoagulação)
- *Corticoterapia:* a partir de 24 semanas, betametasona 12 mg IM a ser repetida 1 vez a cada 24 h de intervalo ± considerar TIU
- *Tocólise* durante 48 h, nifedipino ou atosibano em caso de contrações uterinas e ausência de elemento a favor de uma corioamniotite
- *Antibioticoprofilaxia:*
  – Amoxicilina: 1 g, via oral, 3 ×/24 h de 5 a 7 dias
  – Se resultado da amostragem for positivo: adaptar à antibiograma
  – Em caso de alergia: substituir amoxicilina por clindamicina 600 mg 3 ×/dia
- *Nascimento:*
  – Indução ou cesariana sistemática entre 34 e 36 semanas, de acordo com as equipes
  – Não esperar em caso de suspeita de corioamniotite, na qual o diagnóstico baseia-se em um conjunto de critérios entre os quais estão os seguin-

tes sinais: hipertermia, contratilidade uterina, taquicardia fetal, elevação da CRP e dos glóbulos brancos, líquido meconial ou purulento
- *Antibioticoterapia durante o parto:*
  - Amoxicilina 2 g, depois 1 g/4 h ou clindamicina 600 mg/6 h
  - Ou, em caso de antecedente de *E. coli* resistente: ceftriaxona 1 g/24 h
  - Em caso de corioamniotite clínica: ceftriaxona 1 g/24 h + gentamicina 3 mg/kg/24 h

Em caso de corioamniotite, é importante para a mãe e para o bebê que seja tratada rapidamente. O tratamento deverá ser feito mesmo que o nascimento seja iminente.

4. No pós-parto

- Imediato: amostragem gástrica e CRP no recém-nascido e anatomopatologia placentária (pesquisa de sinais de corioamniotite)
- Continuação da antibioticoterapia na mãe durante 5 dias para reduzir o risco de endometrite

31 HIPERTERMIA AO LONGO DA GRAVIDEZ

Temperatura > 38°C durante mais de 12 a 24 h.

Exame inicial sistemático

1. Questionário

- Antecedentes: urinários, hepatovesiculares, aborto espontâneo tardio, parto prematuro, apendicectomia...
- Sorologias: toxoplasmose, rubéola, CMV, hepatites
- História de contato infeccioso?
- Viagem a um país tropical?
- Data e modo de início da febre: intensidade, aspecto da curva térmica
- Sinais associados: calafrios, cefaleias, sinais funcionais urinários, dores lombares, contrações uterinas, sinais digestivos, orofaringe, meningite...
- Perda de líquido amniótico, metrorragias
- Uso de medicamentos?

2. Exame clínico

- Ausculta cardiopulmonar
- Palpação das fossas ilíacas, abdome (apendicite? colecistite?), cadeias ganglionares, exame da pele
- Esfera da orofaringe, icterícia conjuntival
- Exame ginecológico e obstetrício: ausculta de batimentos cardíacos fetais, espéculo (perda de líquido amniótico? metrorragias? cervicite? leucorreias?), toque vaginal (modificações cervicais?)

3. Exames complementares

Exame maternal

- Plaquetas (hiperleucocitose), CRP, ASAT, ALAT, bilirrubina, eletrólitos sanguíneos, urocultura, pH vaginal e amostragem, se houver líquido no espéculo
- Hemoculturas em caso de temperatura > 38,5°C ou < 36°C, ou em caso de calafrios, especificando "com busca de *Listeria monocytogenes*"
- Rubéola, toxoplasmose em caso de paciente não imunizada
- E em virtude dos sintomas:
  - Ecografia renal
  - Ecografia abdominal (exames da vesícula, vias biliares, apêndice)
  - Sorologias (hepatites virais A, B, C, HIV, CMV, parvovírus B19, herpes etc.)
  - Raspagem de uma lesão sugestiva de herpes
  - Radiografia pulmonar, IDR, em caso de febre prolongada
  - Punção lombar, em caso de sinais de meningite
  - Gota espessa, malária, em caso de viagem em zona malárica nos 2 meses anteriores

Lembretes

- VS e sorodiagnóstico de listeriose: inúteis
- Apendicite: diagnóstico difícil, dor atípica, maior que se não estivesse grávida, do flanco ou do hipocôndrio direito com hipertermia geralmente moderada e dissociação pulso/temperatura; forma frequentemente mais grave pri-

meiramente, com evolução rápida e aguda: plastrão apendicular ou peritonite localizada, interessante realizar ecografia abdominal
- Pesquisa de ameaça de parto prematuro: monitoração das contrações uterinas, ecografia do colo, eventualmente toque vaginal em caso de contrações uterinas dolorosas

Exame fetal
- Cardiotocografia após 26 semanas
- Ecografia: vitalidade fetal (+++), quantidade de líquido amniótico, comprimento e abertura do colo (ecografia endovaginal)

Tratamento inicial

1. Na ausência de diagnóstico específico e enquanto se espera os resultados bacteriológicos

- Amoxicilina 3 g/dia na ausência de alergia (caso contrário, eritromicina)
- Paracetamol 1 g × 4/24 h, no máximo, tempo mínimo de 4 h entre 2 medicações

2. Em função da etiologia

- Em caso de infecção orofaringe/gastroenterite: tratamento externo
- Em caso de alteração do estado geral e/ou T° > 38,5°C inexplicada e/ou alteração da cardiotocografia (das quais taquicardia fetal):
  - Hospitalização
  - ± Opinião de um clínico geral na ausência de diagnóstico ou de evolução favorável rápida
- Em caso de corioamniotite:
  - Tocólise formalmente contraindicada
  - Em função termo, discutir interrupção da gestação
  - Corticoterapia para maturação pulmonar, se houver dúvida diagnóstica postergando a interrupção da gestação
- Em caso de listeriose:
  - **Urgência:** iniciar um tratamento com amoxicilina 3 g/dia (eritromicina, em caso de alergia) uma vez que o exame infeccioso tenha sido feito
  - Se o diagnóstico for confirmado: amoxicilina 6 g/dia intravenoso de 5 a 10 dias, associada à netromicina 4 mg/kg/dia de 2 a 5 dias; o tratamento deve ser prolongado cria-oral (amoxicilina 3 g/dia) (no mínimo 4 semanas)
  - Parto após corticoterapia para maturação pulmonar na ausência de sinais de sofrimento fetal ou imediatamente a partir de 34 semanas
- Em caso de pielonefrite: 1ª causa de febre em mulheres grávidas (cf. capítulo seguinte)
- Em caso de hepatite viral aguda (febre moderada, dores do hipocôndrio direito, náuseas e vômitos, prurido depois icterícia, citólise significativa, colestase variável):
  - Ecografia hepatobiliar para eliminar um obstáculo
  - Sorologias hepatites A, B (AgHBs, Ac anti-HBs, Ac anti-HBc), C, teste de mononucleose infecciosa = EBV, CMV, herpes. Em caso de visita recente em país endêmico: sorologia hepatite E

- Exame de coagulação TP < 50%: risco ++ de insuficiência hepatocelular, de hepatite fulminante)
- Em caso de hepatite B: antígeno Hbs será pesquisado todos os meses até o nascimento. Se persistir: serovacinação do recém-nascido (*cf.* ficha hepatite B)
- Em caso de apendicite: tratamento cirúrgico com cobertura antibiótica e, se necessário, tocólise
- Em caso de colecistite: tratamento medicamentoso; tratamento cirúrgico, se houver falha do tratamento medicamentoso ou icterícia; a gravidez não contraindica colecistectomia, apenas o desenvolvimento uterino poderá tornar o procedimento cirúrgico difícil, sobretudo, no 3º trimestre

32 INFECÇÕES URINÁRIAS

Bacteriúria assintomática e cistite

Leucocitúria > 10^4/mL e bacteriúria > 10^5/mL, por *E. coli* > 10^3/mL
- Medidas higienodietéticas: líquidos abundantes, roupas largas, urinar após relação sexual
- Antibioticoterapia via oral a ser adaptada de acordo com o antibiograma:
  - Amoxicilina 2 g/dia, durante 7 dias; mas resistência à *E.coli* > 30%
  - Ou: cefixime 200 mg × 2/dia, por 7 dias
  - Ou: nitofurantaína 1 a 2 cápsulas × 3/dia, durante 7 dias
  - Ou, na ausência de infecção reincidentes: tratamento rápido com fosfomicina trometamol em dose única
- Urocultura com teste todos os meses e tira de teste de urina (pesquisa de leucócitos, nitrito) todas as semanas

Pielonefrite aguda

⇒ **Hospitalização**

1. Elementos a serem acompanhados clinicamente
- Calafrios, dores, MAF, contrações uterinas
- T°, diurese, rastreio de urinas

2. Explorações
- Plaquetas, CRP, função renal, eletrólitos sanguíneo, EAS, amostragem vaginal (PV)
- Hemoculturas em caso de temperatura > 38,5°C ou calafrios
- MAP: monitoração (contrações uterinas) toque vaginal e/ou ecografia do colo uterino
- Ecografia (feto e colo uterino) e cardiotocografia
- Ecografia renal: dilatação, obstáculo, litíase

3. Esquema terapêutico
- Antibioticoterapia: ceftriaxona 1 g/dia, em 1 injeção IV ou IM, durante 48 h após apirexia; a ser adaptada secundariamente, se necessário, ao antibiograma, troca para via oral por cefixime 2 cps/dia ou amoxicilina em função do antibiograma para completar 21 dias de tratamento
- Antipiréticos: paracetamol, máximo 1 g × 4/24 h *per os*
- Tocólise eventual (± corticoterapia e TIU) em caso de sinais de MAP (trabalho de parto pré-termo)

4. Acompanhamento
- Em caso de dores, hipertermia persistentes ⇒ avaliação urológica
- Urocultura com teste 48 h após interrupção do tratamento, depois 1 vez por mês, tira de teste de urina todas as semanas
- Em caso de reincidência, propor uma urografia intravenosa no pós-parto
- Em caso de infecção urinária de *Streptococcus* grupo B, profilaxia antibiótica no pré-parto

5. No pós-parto
- Realização de tira de teste de urina (BU) no 2º dia
- Em caso de reincidência ao longo da gravidez, propor urografia intravenosa com consulta a um urologista

33 Cólica Renal

⇒ **Hospitalização**

1. Elementos a serem acompanhados clinicamente

- Calafrios, dores, MAF, contrações uterinas
- T°, diurese, rastreio de urinas

2. Exame paraclínico

- BU, ECBU, eletrólitos sanguíneos (calcemia, ureia, creatinina), NFS
- Hemoculturas em caso de temperatura > 38°C ou calafrios
- Ecografia fetal e CTG
- Ecografia renal: investigar dilatação, obstruções, litíase

3. Esquema terapêutico

- Em um primeiro momento: antipasmódicos; florogucinol 6 amp em um litro PG 5% em 24 h + paracetamol 1 g/6 h
- Se não houver melhora da dor em 1 h: nalbufina 20 mg (1 amp/6 h em 50 cc de soro fisiológico a ser usado em 20 min)
- Em caso de persistência com nalbufina cetoprofeno (Profenid®) 100 mg (1 amp/8 h em 100 cc de soro fisiológico a passar em 20 min) continuar por 48 h, no máximo, e apenas no 2° trimestre de gravidez
- Avaliação urológica em caso de:
  - Cólica renal febril
  - Anúria
  - Cólica hiperálgica resistente
  - Rim único funcional ou anatômico
  - Insuficiência renal
  - Rim transplantado
  - Uropatia preexistente
  - Cálculo ≥ 6 mm ou cálculos bilaterais
  - Ruptura da via excretora
- Alta:
  - Em caso de ausência de complicações (febre, insuficiência renal...)
  - Se a dor desapareceu

4. No pós-parto

Marcar consulta com um urologista em 3-6 meses

34 Estreptococo do Grupo B (SGB)

Métodos de *screening* do estreptococo do grupo B *(Streptococcus agalactiae)*

O *screening* sistemático da colonização é recomendado entre 34 e 38 semanas. A coleta é realizada com um cotonete sobre toda a cavidade vaginal, incluindo a varredura das paredes da metade inferior da vagina até o vestíbulo e a vulva. Não serve para as mulheres que tenham antecedente de infecção materno-fetal por estreptococo do grupo B (SGB) ou que tenham apresentado durante a gravidez uma bactéria ou uma colonização vaginal de SGB, pois para elas a antibioticoprofilaxia durante o parto será sistemática.

Antibioticoprofilaxia durante o trabalho de parto[1]

1. Indicação

É recomendada em caso de:
- Diagnóstico de SGB durante a gravidez, próximo ou não do parto
- Infecção urinária por SGB durante a gravidez
- Antecedente de infecção neonatal por SGB
- Ausência de coleta vaginal de *screening* do SGB, se há fatores de risco:
    - < 37 semanas
    - Ruptura das membranas > 12 h
    - Temperatura da mãe > 38°C durante o trabalho de parto

2. Métodos

- **Penicilina G** (Benzilpenicilina) IV 5 milhões, UI dose de ataque, seguida de 2,5 milhões de 4/4 h ou, caso falhe, amoxicilina IV: 2 g *flash*, seguida de 1 g de 4/4 h
- Em caso de alergia: eritromicina 500 mg/6 h ou clindamicina 600 mg/8 h (controlar por antibiograma, pois muitas colônias são resistentes)
- A antibioticoprofilaxia deve ser iniciada o mais cedo possível durante o trabalho, pois sua eficácia só é otimizada a partir da 2ª injeção

3. No pós-parto

Se < 2 injeções de antibiótico (unicamente):
- Realizar: placentocultura, coleta gástrica e procalcitonina
- Continuação da antibioticoterapia até os resultados da placentocultura: em sequência à Penicilina G, utilizar penicilina V 1 cp em 1 MUI × 3/dia

---

Referência 1: Prévention anténatale du risque infectieux bactérien neonatal précoce. Recommandations pour la pratique clinique. http://www.has-sante.fr/

35. Infecção Invasiva por Estreptococo do Grupo A

1. Alerta imediato do laboratório de bacteriologia
- Um médico responsável, o obstetra ou um infectologista
- E equipe operacional de higiene que se deslocará no serviço para estudo do caso e organização de uma "reunião de crise", no caso de ocorrência de casos agrupados

2. Medidas de urgência
- Antibioticoterapia por betalactâmico (amoxicilina)
- Isolamento em quarto privado, precauções durante contatos
- Estabelecer a lista das pessoas que estiveram em contato participando do parto ou da cirurgia, pesquisar o grau da lesão mucosa ou cutânea evolutiva, de infecção da faringe por esfregaço
- Aplicação das regras de higiene, como o uso de máscara, e investigação de infecção da faringe e anamnese cuidadosa da paciente

3. Medidas complementares
- *Para as futuras parturientes:* protocolo de segurança durante os 4 dias a partir do resultado do SGA: amoxicilina 2 g na extração, na 4ª h (H+4) e 8ª h (H+8), se extração manual da placenta, revisão uterina, fórceps, episiotomia ou cesariana
- *Para as puérperas:* atenção especial em caso de hipertermia, fazer levantamento biológico (hemocultura, urocultura, coleta vaginal, coleta da garganta)

36 Restrição de Crescimento Intrauterino

Definições

- RCIU = PA ou EPF < percentil 10
- RCIU severo < percentil 3
- RCIU simétrico: todas as biometrias são < percentil 10
- RCIU assimétrico: apenas o PA e/ou o peso fetal são < percentil 10
- RCIU precoce: presente desde o início do 2º trimestre
- RCIU tardio: declínio na curva de crescimento

Etiologias

Causas maternas (40%)	Causas fetais (25%)	Causas placentárias (5%)
DHEG	Infecções:	Inserção velamentosa
Comportamentos aditivos (cigarro, álcool, drogas)	• Rubéola	Nós no cordão
Elementos predispositores:	• Toxoplasmose	Anomalias placentárias:
• Primiparidade	• Sífilis	• Corioangioma
• Má-formação uterina	• Parvovírus	• Infarto
• Baixa estatura (< 1,50 m)	• Enterovírus	• Patologia imunológica (vilosite crônica de etiologia desconhecida +++)
• < 20 anos, > 40 anos	• Herpes	
• Doença cardiovascular	• Varicela	
• Doença sistêmica	• EBV	
• Diabetes	• CMV	
• Trombofilia	Más-formações	
	Anomalias cromossômicas	
	Gravidez múltipla	

O feto, cujo peso é geneticamente programado para ser < percentil 10, é chamado de constitucionalmente pequeno. Seu prognóstico é idêntico ao de uma criança de peso normal.

Avaliação preliminar em caso de RCIU

1. Contexto geral

- Idade, altura, peso, peso no nascimento
- Ambiente socioprofissional
- Adição a drogas e ao uso de medicamentos

2. Antecedentes

- Familiares (RCIU, pré-eclâmpsia, trombofilia, doença genética, DES)
- Médicos (HTA, diabetes, doença sistêmica, cardiopatias, nefropatias, trombofilia)
- Ginecológicos (FC precoces repetidos, má-formação uterina)
- Obstétricos (RCIU, más-formações, parto prematuro, MFIU (morte fetal intra-útero), anomalia cromossômica)

3. Desenvolvimento da gravidez
   - Histórico de episódio infeccioso
   - Patologia hipertensiva da gravidez
   - Testes no 1º trimestre: PAPP-A < 0,4 MoM ou β-hCG < 0,5 MoM
   - Testes no 2º trimestre: β-hCG > 2,5 MoM
   - Idade gestacional correta +++

4. Exame clínico
   - Sinais funcionais de hipertensão
   - Exame clínico: TA, peso, edemas, BU (proteinúria?)
   - Altura uterina e evolução desde a consulta anterior
   - Bulhas
   - Exame com espéculo (má-formação uterina?)

5. Ecografia
   - Verificação do termo (eco T1 ++++)
   - Estudo morfológico do feto
   - Biometria e curvas de crescimento: BIP, PC, PA, LF e peso fetal
   - Quantidade de líquido amniótico
   - Posição e aspecto da placenta
   - Doppler (artérias uterinas, umbilical, cerebral média, ± *ductus* e veia umbilical)
   - Vitalidade fetal (Perfil biofísico fetal)

Resumo e avaliação

1. RCIU simétrico precoce

   Etiologias principais: anomalias fetais (cromossômicas ou morfológicas), infecção fetal e baixo peso constitucional.

   Argumentos a favor:
   - Ausência de patologia vascular placentária pessoal ou familiar
   - Anomalia morfológica ou sinal de alerta de anomalia cromossômica
   - Rastreio de síndrome de Down no 1º ou 2º trimestre anormal

   Realizar:
   ⇒ Cariótipo fetal (com busca de 4p-)
   ⇒ Ecografia com especialista
   ⇒ Sorologias: CMV, parvovírus, rubéola, toxoplasmose, sífilis, herpes, varicela, EBV, enterovírus

2. RCIU assimétrico tardio

   Etiologias principais: patologias vasculares placentárias e patologias maternas crônicas

   Argumentos a favor:
   - Contexto familiar ou pessoal de RCIU, pré-eclâmpsia, patologia materna crônica
   - Presença de uma patologia vascular da gravidez
   - MS patológicos (*cf.* abaixo)
   - Ecografia: um ou mais *Dopplers* patológicos, oligoâmnios, placenta calcificada, ausência de má-formação fetal

Realizar:
⇒ Avaliação vascular-renal
⇒ Exame anatomopatológico placentário

3. RCIU precoce e severa com vascularização patológica

Etiologias principais: patologia vascular placentária em um contexto de pré-eclâmpsia severa, lúpus, trombofilia (SAPL +++)
Idem abaixo.

Conduta a manter frente a uma RCIU de origem vascular

1. Atendimento em razão do levantamento inicial

> Levantamento inicial, se termo > 25 SA
> *Doppler* umbilical, cerebral ± *ductus* + LA + cardiotocografia

Se cardiotocografia alterada: parto imediato (sem corticoterapia ou transferência *in utero*)
Se Doppler cerebral aumentado (vasodilatação):
- Corticoterapia antenatal
- Transferência para maternidade de alto risco
- Cardiotocografia × 3/dia
  - Se termo < 28 semanas:
    - Doppler + LA + Perfil biofísico fetal/48 h
    - Biometria × 1/10 dias
    - Nascimento, se cardiotocografia alterada ou agravamento do Doppler
  - Se termo > 28 semanas: nascimento no fim da corticoterapia ou se ARCF

Se Doppler umbilical com fluxo reverso:
- Corticoterapia pré-natal
- Transferência para maternidade de alto risco
- Cardiotocografia × 3/dia
  - Se termo < 28 SA:
    - Doppler + LA + Perfil biofísico fetal/48 h
    - Biometria × 1/10 dias
    - Parto, se cardiotocografia alterada ou agravamento do Doppler
  - Se termo > 28 semanas: parto no fim da corticoterapia ou se cardiotocografia alterada

Se Doppler umbilical com diástole zero:
- Corticoterapia antenatal
- Transferência para maternidade de alto risco
- Cardiotocografia × 3/dia
- Eco: Doppler e LA × 1/semana; biometria × 1/15 dias
- Parto, se ARCF alterada ou agravamento do Doppler (*cf.* acima) ou parada do crescimento

Se Doppler umbilical + 2DS:
- Corticoterapia antenatal
- Cardiotocografia × 1/dia (observação a distância ou SF)
- Doppler e LA × 1/semana; biometria × 1/15 dias

- Parto, se ARCF alterada ou agravamento do Doppler ou parada do crescimento

Se Doppler umbilical + RCF normal:
- Biometria + Doppler + LA/15 dias
- Cardiotocografia × 2/semana
- Interromper gestação, se ARCF alterada ou agravamento do Doppler (*cf.* acima) ou parada do crescimento ou se termo = 38 semanas

2. Modo de extração

- Se ARCF alterada = cesariana
- Se IG < 34 semanas = cesariana (exceto em condições locais muito favoráveis)
- Se IG > 34 semanas = indução possível, mas sobrevivência +++ em razão do risco aumentado de acidose

3. Condições para interromper a gestação, sem considerar o feto

Sempre discutido caso a caso (antecedentes, número de crianças, idade da mãe, possibilidade de outra gravidez?)
Pode ser discutido se:
- RCIU grave e precoce, e anomalias hemodinâmicas maiores < 25 semanas
- Alterações maiores na ARCF no momento do diagnóstico e/ou IG precoce (RCF com desacelerações)

4. Sequência de alteração do bem-estar fetal (gravidade crescente)

A alteração do bem-estar fetal corresponde à aparição de uma acidose fetal, que conduz às lesões cerebrais e ao óbito na ausência de extração fetal.
O agravamento pode ser mais ou menos rápido, sem que seja previsível, justificando uma avaliação e uma supervisão inicial em hospitalização, quando existem anomalias no Doppler.
Observa-se uma degradação progressiva dos diferentes parâmetros de sobrevivência, que acontecem, mais frequentemente, na ordem indicada abaixo (intervalo frente à aparição de uma acidose fetal).

Doppler	Perfil biofísico fetal	Cardiotocografia
Uterino (meses) Umbilical (semanas) Cerebral = vasodilatação (dias) *Ductus* (dias) Cerebral = desaparecimento da vasodilatação (horas) Veia umbilical (horas)	Oligoâmnios (dias) Movimentos respiratórios (dias) Movimentos fetais (horas) Perda do tônus fetal (horas)	Cardiotocografia não reativa (dias) Variabilidade reduzida (horas) Variabilidade ausente ou curto termo < 3 min Desacelerações (minutos)

Consulta pós-natal com o obstetra

Objetivos
- Avaliação do risco de reincidência
- Aplicação de medidas preventivas

Em caso de patologia fetal
- Aconselhamento genético
- Exame anatomopatológico do feto e da placenta
- Investigação de patologia genética ou metabólica
- Gravidez seguinte: consulta com um Centro de Diagnóstico Pré-Natal, se diagnóstico pré-natal possível

Em caso de patologia vascular placentária
- Assinalar a natureza vascular na evolução da gravidez (pré-eclâmpsia, anomalias no Doppler) e o exame anatomopatológico placentário
- Investigação de uma patologia materna crônica subjacente (se não foi feita durante a gravidez) e se foi diagnosticado nefropatia na gestação, também refazer exames:
  - Nefropatia: creatininemia, depuração da creatinina, proteinúria
  - Lúpus: ACAN, Ac anti-DNA nativo
  - Trombofilia: SALP, fibrinogênio, proteína C, resistência à proteína C ativada, proteína S, mutação do gene da protrombina (G20210A), antitrombina III
  - Diabetes: Teste Oral de Tolerância à Glicose (HGPO) aos 3 meses

Medidas preventivas e supervisão
- Supervisão
  - Ecografia de crescimento mensal a partir de 18 semanas
  - Doppler das artérias uterinas no 1º ou 2º trimestre? Discutível, pois não há estratégia de atendimento definida até o momento
- Medidas preventivas
  - Sistemática:
    - Aspegic 100 mg/d de 8-10 semanas a 35 semanas
    - Parar de fumar
  - Se patologia materna crônica: equilíbrio > 1 ano +++
  - Se trombofilia materna: HBPM (Heparina de Baixo Peso Molecular)
  - Se vilite crônica de etiologia indeterminada: corticoides + imunoglobulina IV

37 PRÉ-ECLÂMPSIA

Revisão

Critérios que definem a pré-eclâmpsia grave.
Pressão arterial sistólica superior ou igual a 160 mmHg e/ou pressão arterial diastólica superior ou igual a 110 mmHg.
Associada à proteinúria superior a 300 mg/24 h.
Os fatores agravantes de uma pré-eclâmpsia são:
Critérios maternos:
- eclâmpsia;
- edema pulmonar (OAP);
- cefaleias persistentes, transtornos visuais;
- dor epigástrica ou dor em barra no hipocôndrio direito;
- oligúria inferior a 500 mL/24 h;
- proteinúria de 24 h superior ou igual a 3,5 g;
- creatinina sérica elevada (100 μmol/L);
- síndrome HELLP (em particular, se plaquetas < 100.000 e ASAT superior a 3 vezes o normal do laboratório).

Critérios fetais:
- RCIU grave;
- oligoâmnio.

Conduta em caso de pré-eclâmpsia

⇒ Hospitalização

1. Supervisão clínica

Paciente em jejum todas as manhãs (em caso de PE grave):
- Contrações uterinas, MAF, verificação cotidiana dos sinais vitais: cefaleias, transtornos visuais, auditivos, dores epigástricas ou no hipocôndrio direito, sangramento uterino
- Controle da PA inicial a cada 4 h (em caso de PE grave, se não, 3 vezes/24 h)
- Hematúria, perímetro abdominal, peso, edema
- Reflexos patelares 2 vezes/dia (em caso de PE grave)
- Controle diário do peso
- Medida diária da diurese, sondagem, se inferior a 30 mL/h (< 350 cc/12 h)
- Balanço líquido entre as entradas (absorção de líquidos) e as perdas (diurese)

2. Exames complementares

Maternos

(Diários ou mais, se resultados anormais)
- Verificar sorologias, grupo sanguíneo Rh (2ª determinação), RAI
- Hemoglobina, plaquetas, esquizócitos, uricemia, TP, TCA, fibrinogênio, PDF, ASAT, ALAT, LDH, bilirrubina, eletrólitos sanguíneos, haptoglobina
- Proteinúria a cada 48 h ou diária, se PE grave
- Pressão oncótica
- Avaliação de trombofilia a discutir, se PE grave ou precoce < 32-34 semanas

- Radiografia pulmonar a discutir, se dispneia em decorrência da ausculta cardiopulmonar
- Ecografia abdominal, se dor epigástrica
- Ressonância magnética do cérebro a discutir, se crise de eclampsia (realizar depois do parto)

Fetal
- Avaliação diária dos MAF
- ERCF 3 vezes/dia com curva de evolução da variação de curto prazo
- Avaliação biométrica por ecografia a cada 15 dias
- Ecografia 2 vezes/semana ou diária, se critério de gravidade fetal:
  - Quantidade de líquido amniótico
  - Doppler das artérias umbilicais, cerebrais, uterinas, de *Ductus*

3. Estratégia terapêutica

Parto
- Se IG superior ou igual a 34 semanas
- Contraindicações à conduta expectante:
  - Maternas: HTA grave não controlada, cefaleias ou transtornos visuais persistentes, eclampsia, dor epigástrica em barra persistente, hematoma subcapsular do fígado, edema pulmonar (OAP), anúria, plaquetas inferiores a 50.000, CIVD, creatinimia > 180 µmol/L
  - Fetais: ritmo cardíaco fetal patológico, hematoma retroplacentário (HRP)

Tratamento conservador
- Repouso, DLG
- Dieta normossódica
- Transferência *in utero* para um centro de nível terciário entre 24 e 32 semanas, de nível secundário entre 32 e 36 semanas
- Corticoterapia fetal: betametasona 12 mg, em 2 amp intramuscular, repetir 1 vez com 24 h de intervalo entre 24 e 34 semanas (um só tratamento)
- Transfusão moderada de Ringer lactato 30 mL/kg/24 h, se a paciente segue em jejum, se não, manter apenas acesso venoso periférico
- Se PAS ≥ a 160 mmHg e/ou PAD ≥ a 110 mmHg:
  - (PAM > 125) nicardipina IVSE amp de 10 mg para 10 mL: 2 amp diluídas com 20 mL de soro fisiológico (0,5 mg/mL). Começar com 2 mg/h velocidade 4, máximo 6 mg/h velocidade 8
  - Objetivo: manter PAD entre 90 e 105 mmHg com pressão arterial sistólica superior ou igual a 140 mm. PAM entre 105 e 125 mmHg
- Se necessário um 2º tratamento anti-hipertensivo, utilizar labetalol (contraindicações: asma, BAV), amp de 100 mg para 20 mL, diluir 2 amp com 10 mL, ou seja, 4 mg/mL IVSE, começar com 6 mg/h, sob supervisão, com equipamento monitor de pressão arterial (PA e FC), aumentar a posologia de hora em hora sem ultrapassar 20 mg/h (manter a FC acima de 70/min)

Transferência para reanimação cirúrgica
Em caso de sulfato de magnésio ou de necessidade de mais de um hipertensor (não associar nicardipina e sulfato de magnésio).

4. **No pós-parto**
   - Supervisão clínica e bioquímica durante pelo menos 48 h
   - Tratamento anti-hipertensivo adequado
5. **Avaliação em 3 meses**
   - Consulta com nefrologista, urocultura, eletrólitos plasmáticos, proteinúria em 24 h, ecografia renal
   - Proteína S, se avaliação de trombofilia foi feita durante a hospitalização (ou seja, unicamente em caso de PE grave e precoce)
   - Consulta com um obstetra

38 Hematoma Retroplacentário

⇒ Urgência fetal

Dados clínicos

1. Forma típica

- Sintomatologia:
    - *Dor abdominal aguda*. Tipicamente em facada, de origem difusa (dor uterina)
    - *Sangramento vaginal* em borra de café ou vermelho
    - Diminuição dos MAFs de aparecimento recente
- Exame:
    - *Hipertonia uterina*: útero contraído
    - Aumento da altura uterina
    - *Anomalias da cardiotocografia* ou morte fetal *in utero*
    - No toque vaginal: *segmento uterino contraído* com apresentação fixa ou encaixada e sangramento
- Ecografia:
    - Baixa sensibilidade desse exame para o diagnóstico (20 a 50%)
    - Pode revelar uma zona hipoecogênica ou uma massa heterogênea retroplacentária
    - Serve principalmente para verificar a vitalidade fetal

2. Fora do trabalho

- *Metrorragias* (-2/3 dos casos): tipicamente borra de café, mas na verdade de cor variada, às vezes sangue vivo
- *Dores uterinas*:
    - Tipicamente do tipo de contratura uterina, às vezes confundidas com contrações
    - Em certos casos, anomalia da contratilidade uterina: mau relaxamento ou hipertonia
- *Anomalias isoladas da cardiotocografia*: traduzindo a redução das trocas transplacentárias
- *Quadro de ameaça de parto prematuro*: o hematoma coletado é um estímulo irritante do músculo uterino responsável por um trabalho prematuro pouco acessível aos tocolíticos
- *MFIU* (morte fetal intraútero) *inexplicada*: o HRP seria a primeira causa desse tipo de acidente e deve então ser sistematicamente pesquisado em caso semelhante

3. Durante o trabalho

- Anomalias da dinâmica uterina: hipertonia, mau relaxamento, hipercinésia
- Anomalias da *cardiotocografia*: taquicardias ou desacelerações tardias
- Líquido amniótico com sangue; por vezes pode evoluir para uma coloração esverdeada pela saída de mecônio

Princípios básicos do atendimento

Como o HRP sintomático tende a se agravar no decorrer das horas, a única medida terapêutica essencial é o esvaziamento uterino. Apenas isso pode evitar ou minimizar as complicações fetais ou maternas. O atendimento deve contar com:
- Obstetra
- Anestesista reanimador
- Pediatra

1. Preparação da paciente
- Cateter venoso: de calibre suficiente; nas formas sintomáticas, é melhor utilizar dois cateteres
- Sondagem urinária: permitindo a supervisão da diurese horária e a investigação da proteinúria por tira reativa urinária (não contaminada pelas metrorragias), levantando fortes suspeitas de um HRP frente às metrorragias (diagnóstico diferencial com placenta prévia)
- Ficha de observação horária ou bi-horária da pressão arterial, da temperatura, do pulso, da consciência, da frequência respiratória, dos sangramentos, da diurese, da ingestão de líquidos e dos parâmetros biológicos

2. Avaliação inicial
- Grupo sanguíneo
- RAI
- Hemograma-plaquetas
- Proteinúria por tira reativa urinária, a partir de sondagem vesical
- TP, TCA, fibrinogênio, dímero D, PDF
- Eletrólitos sanguíneos
- Creatinúria, uricemia
- Antecipar rapidamente o pedido de sangue em virtude da situação clínica e da maternidade
- Realizar sem urgência:
  - Avaliação imunológica:
    - AC circulante, AC antinucleares solúveis
    - AC antifosfolipídeos, AC anticardiolipina
  - Avaliação trombofilia, proteína C reativa (CRP), angiotensina III, RPCA, mutações FII)
    - Dosagem de proteína S: programar em 3 meses
    - A mutação do fator V Leiden será investigada em caso de anomalia de RPCA

3. Atendimento obstétrico

Parto por cesariana de urgência, exceto em caso de trabalho de parto rápido, espontâneo, na ausência de anomalias da cardiotocografia. Em caso de feto morto, privilegiar o parto vaginal, ficando atento à possível ocorrência de transtornos da coagulação materna.

4. Conduta a manter em caso de suspeita de HRP

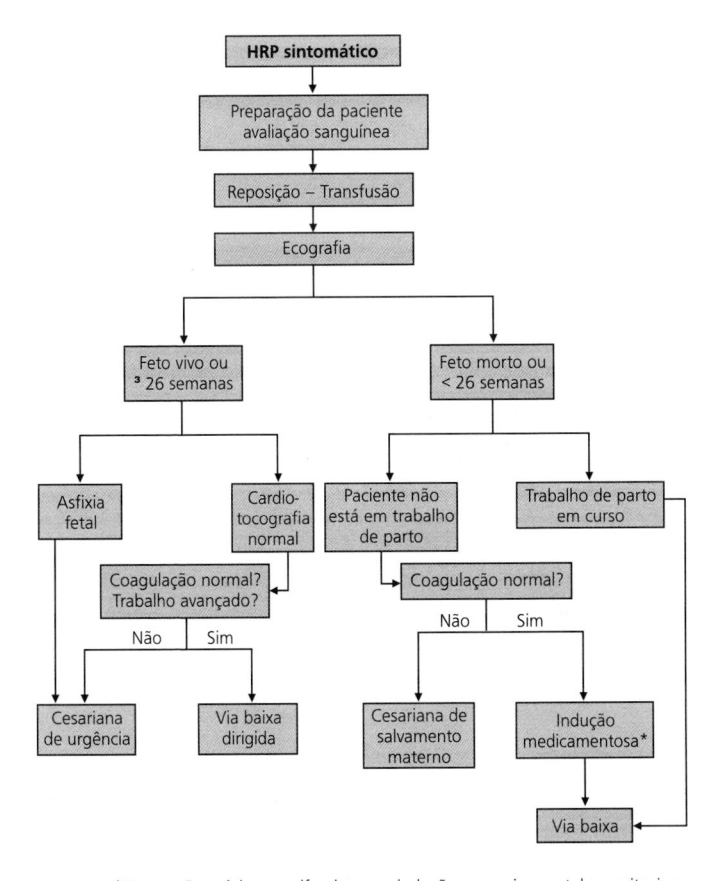

```
                    ┌─────────────────┐
                    │ HRP sintomático │
                    └────────┬────────┘
                             ▼
                ┌──────────────────────────┐
                │  Preparação da paciente  │
                │   avaliação sanguínea    │
                └────────────┬─────────────┘
                             ▼
                ┌──────────────────────────┐
                │  Reposição – Transfusão  │
                └────────────┬─────────────┘
                             ▼
                      ┌──────────────┐
                      │  Ecografia   │
                      └──────┬───────┘
                   ┌─────────┴─────────┐
                   ▼                   ▼
          ┌──────────────┐     ┌──────────────┐
          │ Feto vivo ou │     │ Feto morto ou│
          │  ≥ 26 semanas│     │  < 26 semanas│
          └──────┬───────┘     └──────┬───────┘
           ┌────┴────┐            ┌────┴────┐
           ▼         ▼            ▼         ▼
       Asfixia   Cardio-     Paciente    Trabalho
        fetal   tocografia   não está    de parto
                  normal     em trabalho em curso
                             de parto
                    │             │
          Coagulação normal?  Coagulação normal?
          Trabalho avançado?
            Não    Sim         Não    Sim
             │      │           │      │
             ▼      ▼           ▼      ▼
         Cesariana Via baixa  Cesariana  Indução
         de urgência dirigida  de salvamento medicamentosa*
                              materno
                                        │
                                        ▼
                                    Via baixa
```

*Maturação prévia por mifepristona e indução com misoprostol ou ocitocina.

Hematoma retroplacentário

39 Morte *in Utero*

Na admissão da urgência

- Verificação ecográfica (biometria, LA, morfologia, data de morte fetal intraútero, placenta)
- Hemograma, plaquetas, proteína C reativa, hemostase (TP, TCA, fibrinogênio, Dímero D, PDF, complexos solúveis)
- Grupo, RAI, teste de Kleihauer
- Eletrólitos sanguíneos, uricemia, creatinemia, avaliação de função hepática
- Teste de tolerância à glicose (principalmente se macrossomia ou MFIU a termo)
- Sorologias: CMV, toxoplasmose, rubéola, parvovírus B19, herpes, EBV, TPHA – VDRL
- Avaliar infecção: PV, urocultura, hemocultura (T° > 38°) ± gota espessa
- Tira de teste de urina (BU)
- Albuminúria de 24 h
- Avaliação imunológica
  - AC circulante, AC antinucleares solúveis
  - AC antifosfolipídeos, AC anticardiolipina
  - Avaliação trombofilia (Proteína C Reativa CRP), Antitrombina III, RPCA, mutações FII)
  - Dosagem de proteína S: programar em 3 meses
  - A mutação do fator V Leiden será investigada em caso de anomalia de RPCA
- Eletroforese de hemoglobina nas populações de risco
- Avaliação pré-operatória (consulta com anestesista)

Na hospitalização

- Propor uma entrevista com o psicólogo
- Informação aos pais sobre as formalidades administrativas (pela equipe do serviço):
  - Autorização de autópsia
  - Procedimento de abandono do corpo (acrescentar ao dossiê os formulários já preenchidos)
- Investigar contraindicações:
  - Às prostaglandinas (Nalador, misoprostol): tabagismo e idade > 35 anos (para Nalador), asma severa, insuficiência cardíaca descompensada, antecedentes vasculares, insuficiência renal ou hepática, úlcera gástrica, colite ulcerosa, tireotoxicose, anemia falciforme, talassemia, glaucoma
  - Ao Mifegyne: insuficiência suprarrenal, corticoterapia, alergia

1. Protocolo

- Dia 0: 3 cp mifepristona
- Dia 1: 3 cp mifepristona
- Dia 2: nada
- Dia 3: em jejum, misoprostol 2 cp sublingual ou intravaginal a cada 4 h, máximo de 3 doses

Caso particular: útero com cicatriz
- Dia 0: 3 cp mifepristona
- Dia 1: 3 cp mifepristona
- Dia 2: Inserir laminárias à noite
- Dia 3: Nalador meia dose, 1 amp em 10 h, ou misoprostol meia dose, 1 cp a cada 4 h, máximo de 3 doses

2. Após a expulsão do feto
- Exame anatomopatológico do feto (autópsia+fotos) e da placenta (placenta no formol): ficha de informação a preencher cuidadosamente (fotografias tiradas pelo serviço de fetopatologia)
- Coleta para análise cromossômica (a ser feita pelo interino + chefe): punção intracardíaca (5 mL em tubo de tampa verde, seringa heparinizada) ou coleta do cordão não fixado
- Radiografia (esqueleto): na radiologia, se > 15 semanas
- Formalidades administrativas (+++) (ver protocolo)

3. Pós-parto
- Verificar se a avaliação foi realizada
- Cabergoline 2 cp, se > 17 semanas
- Consulta sistemática após 2-3 meses para síntese do dossiê

Relatório de morte *in utero*

Senhora: ....
Gestação: .... Parto: .... Termo: ....
Peso: .... Altura: ....

Levantamento materno

	Pedido	Resultado
NFS		
Hemóstase (TP, TCA, CS, PDF, fibrinogênio)		
Grupo		
Coombs indireto		
Kleihauer		
Eletrólitos, glicemia		
Uricemia, creatinúria		
BU ± proteinúria, urocultura		
Avaliação hepática		
CRP		
Toxoplasmose (se – ou desconhecida)		
Rubéola (se – ou desconhecida)		
CMV		
TPHA-VDRL		

(Continua)

	Pedido	Resultado
Parvovírus		
HIV (anti-HIV)		
Hepatites B/C		
Anticorpos anticardiolipina		
Anticorpos antifosfolipídeos		
Fatores antinucleares		
Anticoagulante circulante		
Antitrombina (AT)		
Proteína C		
Proteína S (no pós-parto > 2 meses)		
Mutação fator II		
RPCA/Mutação fator V Leiden		
± Eletroforese de Hb (em função do contexto)		
Hiper-homocisteinemia		

Exame pós-natal

Exame clínico		
Exame macroscópico da placenta		
Radiografia corporal total		
Anatomopatologia placentar		
Anatomopatologia fetal (após acordo assinado pelos pais)		
Cariótipo fetal (coleta intracardíaca ou pedaço do cordão NÃO fixado)		

40 COLESTASE INTRA-HEPÁTICA DA GRAVIDEZ (CIG)

CIG: colestase ligada à gravidez

Eliminar as outras causas de prurido na gravidez: hepatite medicamentosa, hepatite viral, infecção bacteriana (ver exames complementares).

1. Manifestações clínicas

- Prurido generalizado (sem lesões específicas)
- Icterícia rara
- Se dores ou febre: investigar outra causa para a colestase

2. Avaliações complementares

- NFS plaquetas, creatinina, uricemia: normais na CIG
- Testes hepáticos:
  - Transaminases: (ALAT, ASAT): frequentemente elevadas
  - Ácidos biliares séricos em jejum: também frequentemente elevados
  - Bilirrubina: normal ou aumentada
  - TP: frequentemente normal (se diminuída, dosar o fator V)
- Sorologias das hepatites virais B e C e do CMV sistemáticas
- Sorologias do VHA, HSV, EBV, se contexto indicar
- Urocultura sistemática
- Ecografia do fígado e das vias biliares, principalmente se dores ou febre

3. Complicações

- Hemorragia pós-parto (se diminuição do TP)
- Ameaça de parto prematuro
- Prematuridade
- Morte fetal *in utero* (rara: risco em torno de 2%)
- Depressão respiratória neonatal

4. Supervisão

- Intensidade do prurido (Quadro 1)
- Testes hepáticos + TP
- Registro do ritmo cardíaco fetal
- Ecografia obstétrica (estudo do bem-estar fetal)

Quadro 1

Score semiquantitativo de avaliação do prurido
Score 0: ausência de prurido
Score 1: prurido não cotidiano
Score 2: prurido cotidiano, menos de 50% do tempo
Score 3: prurido cotidiano, mais de 50% do tempo
Score 4: prurido permanente

5. Tratamento medicamentoso
- Hidroxizina (Atarax): 25-50 mg à noite (ativo sobre o prurido)
- Ácido ursodesoxicólico (Delursan, Ursacol): 1 g/dia (em duas doses) ou 15 mg/kg/d
- Vitamina K parenteral (10 mg a 20 mg), se diminuição do TP

6. Conduta obstétrica
- Segundo a gravidade da colestase (icterícia, bilirrubina, ácidos biliares séricos), parto entre 36 e 38 semanas

7. No período pós-natal
- Desaparecimento do prurido em alguns dias após o parto
- Controle dos testes hepáticos longe do parto (1 a 3 meses após o parto)
- Contracepção hormonal apenas após a normalização dos testes hepáticos
- Consulta com o gastroenterologista indispensável, se ausência da normalização dos testes hepáticos
- Controle dos testes hepáticos sob contracepção (risco de reincidência, principalmente com os estrogênios)

41 TROMBOFILIAS E GRAVIDEZ

- **Uma avaliação de trombofilia** deve ser requisitada por um médico ou seu representante e ser lida e interpretada por eles, com o objetivo de modificar o acompanhamento da paciente com benefícios individuais.
- **Um consentimento** é obrigatório para qualquer biologia molecular, e o nome do médico a ser mencionado é aquele que receberá os resultados.
- O custo é significativo e não reembolsável, o que significa que o custo total é do hospital, mas caro para a instituição; externamente o paciente não é reembolsado.
- ⇒ Cada prescrição deve ser refletida, interpretada e classificada no dossiê.
- **Todas essas pacientes devem ter uma consulta especializada** com um obstetra 3 meses pós-parto e um clínico geral, se SAPL ou tromboses.

Quando realizar uma avaliação de trombofilia e qual avaliação?

1. Pacientes hospitalizadas em unidade de gravidez de alto risco

Indicações
- Pré-eclampsia grave ou precoce (nascimento < 34 semanas)
- RCIU vascular < percentil 3 e/ou antecedentes de patologia vascular placentária (PVP) grave
- Morte *in utero*, HRP
- Tromboembolia profunda recente ou antiga não explorada
- Antecedentes familiares: propõe-se investigar, em um primeiro momento, nos familiares, o fator biológico que for identificado no familiar

Levantamento
- SAPL (anticoagulante circulante, anticorpos anticardiolipina, anticorpos anti-2 βGP1)
- Angiotensina III
- Proteína C
- RPCA ou imediatamente a mutação fator V Leiden, e mutação fator II

2. Pacientes na maternidade

Indicações
- HRP e MIU (morte intraútero)
- Tromboembolia recente ou antiga investigada
- Avaliação em GHR, se não realizada

Avaliação em 3 meses
- Mesma avaliação, se não foi realizada + proteína S (sem tratamento com estrogênio ou progestogênio)

Essas pacientes devem se consultar com um médico obstetra em 3 meses para retomar a análise dos resultados.

As pacientes que têm antecedente de trombose ou APL positivo devem ser revistas igualmente por um médico especialista.

Quais pacientes consultam no centro de trombofilia?

Pacientes com riscos elevados e maiores: *cf. infra*. SFAR 2005.

Qual é o risco e a prevenção segundo o texto de recomendações (conferência de consenso)? SFAR 2005

Categorias de risco de tromboembolismo venoso (MTEV) materno durante a gravidez ou pós-parto e após cesariana (modificado a partir da conferência de consenso "Trombofilia e gravidez 2003")

Risco maior	• Antecedente de tromboembolismos venosos (MTEV) múltiplos • Doenças tratadas por bastante tempo com anticoagulantes antes da gravidez em virtude de um episódio de MTEV relacionado com uma trombofilia

Risco elevado	• Antecedente de MTEV, sem fator de risco identificado
	• Antecedente de MTEV associado a um dos seguintes fatores biológicos de risco:
	  – déficit de AT*, SAPL*
	  – mutação homozigota isolada 20210A ou FV Leiden
	  – anomalias heterozigotas combinadas (principalmente mutação 20210A + Leiden heterozigoto)
	• Antecedente de MTEV em uma gravidez anterior ou durante um tratamento estrogênico

Risco moderado	• Antecedente de MTEV, com fator estimulante temporário em episódio anterior
	• Antecedente de MTEV com fator biológico de risco (além dos citados acima)
	• Presença de um dos fatores biológicos de risco, assintomático e despistado no contexto de MTEV familiar, principalmente se:
	  – déficit de AT*, SAPL*
	  – mutação homozigota isolada 20210A ou FV Leiden
	  – anomalias heterozigotas combinadas (principalmente mutação 20210A + Leiden heterozigoto)
	• Cesariana de urgência
	• Cesariana e cirurgia pélvica maior associada
	• Presença de ≥ 3 fatores de risco baixo

Risco baixo	• Nenhum fator de risco
	• Ou presença de < 3 fatores seguintes:
	  – idade > 35 anos, obesidade (IMC > 30 ou peso > 80 kg) varizes, HTA
	  – fatores obstétricos: cesariana, multiparidade > 4, pré-eclâmpsia, repouso absoluto prolongado, hemorragia do pós-parto etc.
	  – doença trombogênica subjacente (síndrome nefrótica, crise de MICI, infecção intercorrente sistemática etc.)

*Para as formas assintomáticas de SAPL e de déficit de antitrombina, a avaliação do risco é estabelecida caso a caso, levando em conta, principalmente, a importância dos antecedentes familiares.
IMC = Índice de Massa Corpórea. MICI = Doença Inflamatória Intestinal Crônica.

Obstétrico

	Durante a gravidez	Pós-parto e após cesariana
Risco baixo	Sem tratamento anticoagulante durante a gravidez	Sem tratamento anticoagulante sistemático no pós-parto BAT
Risco moderado	Sem tratamento anticoagulante durante a gravidez BAT	Tratamento preventivo com HBPM com dose forte (enoxaparin 4.000 UI/dia ou dalteparina 5.000 UI/dia) durante 6 a 8 semanas. A dose pode ser reduzida, e a duração pode ser mais curta quando o risco é menor (ex: cesariana de urgência sem outro fator de risco associado: enoxaparin 20 mg ou dalteparina 2.500 U durante 7-14 dias) BAT
Risco alto	Tratamento preventivo com dose forte (enoxaparina 4.000 UI/dia ou dalteparina 5.000 UI/dia) ou com dose intermediária (enoxaparina 4.000 UI × 2/dia) no terceiro trimestre ou ainda ao longo de toda a gravidez BAT	Tratamento preventivo com dose forte (enoxaparina 4.000 UI/dia ou dalteparina 5.000 UI/dia) durante 6 a 8 semanas após o parto BAT
Risco maior	Tratamento curativo com HNF no 1º trimestre, depois com HBPM (ajustado sobre o peso ou ao anti-Xa) no segundo e terceiro trimestres BAT	AVK durante, no mínimo, 3 meses BAT

*Se SAPL sintomática, muitas vezes é recomendado combinar uma terapia de dose baixa de aspirina durante a gravidez.

Modos de supervisão

- Eco-Doppler de referência, se antecedente de flebite
- Nas pacientes com risco elevado ou maior de MTEV: supervisão clínica próxima, prevenir as paciente do risco de MTEV
- Com HBPM: supervisão das plaquetas 2 vezes/semana, durante 3 semanas, após 1 vez/mês

Comentários sobre o tratamento profilático

- *Todas as mulheres com risco maior, elevado ou moderado* de tromboembolismo venoso (MTEV) devem utilizar uma *contenção elástica* durante toda a gra-

videz e o pós-parto. A abstinência do cigarro merece ser proposta e ser acompanhada.
- *Em caso de risco moderado*: a discutir em função dos antecedentes pessoais, familiares, fatores de risco e fatores biológicos:
  - Tratamento preventivo com HBPM (enoxaparina 4.000 UI) 6 a 8 semanas no pós-parto (para antecedentes de MTEV e fatores de risco biológicos, ou vários fatores de risco clínico associados)
  - Ou: de duração mais curta (15 dias), quando o risco é mais baixo (cesariana programada sem outros fatores de risco)
  - Nos outros casos (por exemplo: idade > 35 anos, IMC > 30): contenção elástica
- *Em caso de antecedentes de TVP ou EP ocorridas durante a gravidez*, iniciar 4 a 6 semanas antes do término do episódio precedente
- *Em caso de risco maior*: tratamento curativo por HBPM durante toda a gravidez, AVK durante no mínimo 3 meses no pós-parto

42 DOENÇAS TROMBOEMBÓLICAS E GRAVIDEZ

1. Diagnóstico

TVP (trombose venosa profunda)	EP (embolia pulmonar)
Sinais clínicos	Dispneia
Dor na panturrilha	Taquicardia
Intumescimento da panturrilha	Dor na base do tórax em facada
Sinais inflamatórios discretos	T°: 38°C
Taquicardia, T°: 38°C	Mal-estar

2. Exames paraclínicos

- Se necessário, contactar o especialista
- **Suspeita de TVP:**

⇒ Ecodoppler venoso dos membros inferiores à menor suspeita: em caso de exame não adequado e forte suspeita clínica ⇒ controle Ecodoppler em 48 h

- **Suspeita de EP:**

⇒ ECG, RP, GDS (posição sentada em 34 semanas)

⇒ E:
- Em dia de semana:

- Em finais de semana e feriados (sem possibilidade de Eco-Doppler, por exemplo):

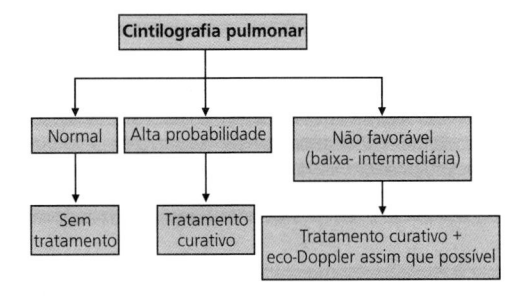

```
                    ┌─────────────────────┐
                    │ Cintilografia pulmonar │
                    └─────────────────────┘
          ┌──────────────┬──────────────────┐
          ▼              ▼                  ▼
      ┌────────┐  ┌──────────────┐   ┌──────────────────┐
      │ Normal │  │Alta probabilidade│   │  Não favorável   │
      └────────┘  └──────────────┘   │(baixa- intermediária)│
          │              │            └──────────────────┘
          ▼              ▼                     ▼
      ┌────────┐   ┌──────────┐   ┌──────────────────────────┐
      │  Sem   │   │Tratamento│   │   Tratamento curativo +  │
      │tratamento│ │ curativo │   │eco-Doppler assim que possível│
      └────────┘   └──────────┘   └──────────────────────────┘
```

3. Tratamento

TVP ou EP < 39 semanas e parto não iminente
- Contenção elástica força II
- Levantar autorizado após 3 dias de anticoagulação eficaz (se flebite sural: levantar imediatamente)
- HBPM 100 UI/kg 2 vezes/dia, subcutânea
- Informação esclarecida à paciente da prescrição em dose curativa sem AMM
- Controle da atividade anti-Xa, 4 h após a 2ª ou 3ª injeção (< 1,2 UI/mL), depois 1 vez/mês
- Supervisão das plaquetas 2 vezes/semana, durante 3 semanas, depois 1 vez/mês
- Avaliação de trombofilia: mutação fator V Leiden: RPCA, mutação fator II (alelo G20210A), Proteína C, Antitrombina, ACC [2] (anticoagulante circulante), ACL (anticardiolipina e anti-β2 GP1)

TVP ou EP > 39 semanas e parto iminente
$\Rightarrow$ HNF: heparina não fracionada
- Outras indicações de HNF:
    - Insuficiência renal grave (depuração da creatinina < 30 mL/min)
    - Hemorragia
    - Reincidência TVP/EP com HBPM
    - Procedimentos invasivos previstos
    - EP maciça com estado de choque (fibrinólise?)
- Posologia: 500 UI/kg IVSE
- *Supervisão anti-Xa* a dosar 4 h após a preparação, SE (objetivo: 0,3 a 0,7) ou mudança de posologia depois 2-3 vezes/semana, se estável; supervisão das plaquetas: idem

Em caso de TVP ou EP com 40 semanas
$\Rightarrow$ Parto via baixa autorizado após 3 dias de tratamento eficaz ($\Rightarrow$ anti-Xa bem equilibrado)

Duração total do tratamento
- TVP com fator estimulante além da gravidez: 3 meses
- TVP idiopática/EP: 6 meses
- Se tratamento completo durante a gravidez: tratamento preventivo pós-tratamento curativo até 6 semanas pós-parto

4. **Pós-parto (curativo)**
   - Aleitamento ou problema de observação: HBPM doses anteriores
   - Sem aleitamento: Previscan 1 cp/dia a começar 48 h após o parto, à noite: TP-INR no dia seguinte à tomada e D3, D4. Continuar heparina até INR = 2-3
   - Consulta com especialista 6 semanas após o parto

5. **Riscos do tratamento prolongado**
   Para heparina: osteoporose, alergia, trombopenia ⇒ suplementação com cálcio (1 g/dia)

43 TROMBOCITOPENIA E GRAVIDEZ

Definições e riscos

Taxa de plaquetas < 150.000/mm³.
Redução fisiológica durante a gravidez: > 100.000.
Frequência de 6 a 12%.
Risco hemorrágico: < 20.000.
Intervenção possível: > 80.000, segundo anestesistas (60.000 para os hematologistas).

Conduta a manter em caso de trombocitopenia

1. Entrevista

   Anamnese: antecedentes pessoais (PTI, outras doenças autoimunes), familiares (histórico de trombocitopenia familiar) e obstétricas (trombocitopenia durante uma gravidez precedente), uso de medicamentos (heparina, quinina, rifampicina, alfametildopa) ou de tóxicos (cocaína).

2. Investigações em razão da taxa de plaquetas
   - Taxa de plaquetas entre 100 e 150.000:
     – Controle em tubo de citrato de sódio (eliminar as falsas trombocitopenias)
     – Controle plaquetário em 15 dias
   - Taxa de plaquetas < 100.000:
     – Controle em tubo de citrato de sódio (eliminar as falsas trombocitopenias)
     – Avaliação etiológica:
       - Aspecto das plaquetas (sistemático, por biologista)
       - Sorologias: HIV, CMV, EBV, hepatites A, B e C, parvovírus B19, HSV, toxoplasmose
       - Avaliação da tireóide: TSH, T4
       - Avaliação laboratorial: uricemia, eletrólitos sanguíneos, uremia, creatininúria, ASAT, ALAT, bilirrubina total e conjugada, haptoglobina, LDH, proteinúria de 24 h
       - Dosagem de ácidos fólicos e vitamina B12
       - Levantamento de coagulação: TP, TCA, fibrinogênio
       - Eletroforese de proteínas
       - Fatores antinucleares (FAN), antifosfolipídeos (anticardiolipinas), anticoagulante circulante tipo lúpico, C3, C4, CH50
       - Teste de *Coombs*, Ac antiplaquetas, Ac anti-GpIIb/IIIa
       - Ecografia abdominal (esplenomegalia)
   - Taxa de plaquetas < 20.000:
     – Controle em tubo de citrato de sódio (eliminar as falsas trombocitopenias)
     – Risco hemorrágico ++ (fundoscopia [FO] e TDM cerebral na menor dúvida)

3. Estratégia terapêutica

- Objetivo: > 80.000 (aplicação na peridural), 100.000 para certos anestesistas
- Plaquetas entre 50.000 e 80.000: corticoterapia (prednisona) 1 mg/kg/dia, com recomendações de uso (dieta com pouco sal, tomar durante as refeições ± citoprotetores gástricos); 15 dias antes do nascimento
- Plaquetas < 50.000: avaliação com hematologista, observação próxima, corticoterapia ± imunoglobinas em caso de urgência relativa
- Transfusão de plaquetas em caso de urgência para dar início ao parto, ou em caso de sangramento com risco de recaída em alguns dias (aceleração do consumo plaquetário)

Conduta a manter durante o parto

- Indução após 39 semanas, se plaquetas > 80.000
- Evitar eletrodos de escalpo fetal, pH do escalpo, extração instrumental, se possível (feto atingido?)
- Contato com o pediatra, coleta plaquetária no cordão e no 3° dia

No pós-parto

- Se plaquetas < 50.000 desconhecido ou sangramento: contactar hematologia (com urgência, se < 20.000)
- Se plaquetas < 80.000 desconhecido: avaliação etiológica e controle em 48 h; se persistir, protocolo PTI crônica
- Se trombocitopenia conhecida: controle em 48 h; se persistir ou agravar: conduta a manter PTI crônica
- Se plaquetas > 80.000: controle a cada 15 dias e consulta na hematologia em 1 ou 2 meses

44 DIABETES E GRAVIDEZ

Revisão

Intolerância aos hidratos de carbono e gravidez: 4% em uma população ocidental e 10% em populações desfavorecidas; prevalência em aumento.

Gravidez = fator revelador do diabetes; 1 a 5% das mulheres grávidas têm diabetes permanente, anterior à gravidez.

Prognóstico: evidente melhora com tratamento, mas com risco fetal e materno; mortalidade fetal 4-5% (correlacionada com a glicemia em jejum).

Importância do screening precoce do diabetes e da programação da concepção.

Diabetes do tipo 1 e do tipo 2:
- *8% dos diabéticos morrem nos 10 anos seguintes ao diagnóstico.*
- *10% desenvolvem uma complicação microangiopática.*
- *20% desenvolvem uma complicação macroangiopática.*

Diabetes gestacional:
- *Dados glicêmicos considerados até o momento como normais (glicemia em jejum < 0,95 g/L) podem estar associados às complicações do diabetes gestacional.*
- *Teste de tolerância à glicose com 75 g: o risco de complicações existe de maneira independente para a glicemia em jejum, para a glicemia em 1 h ou para a glicemia em 2 h.*
- *Contínuo entre o "normal" e o "patológico" sem limiar definido.*

Uma mulher diabética que deseja engravidar deve estar normoglicêmica durante 12 meses (3 meses antes da gravidez, 9 meses durante). Esse equilíbrio é difícil pela insulinorresistência progressiva durante a gravidez.

Critérios de gravidade do diabetes: classificação de P. White

Classe do diabetes		% de sobrevivência fetal	Mortalidade perinatal	
			PBSP (+)	PBSP (-)
A	Diabetes químico Diabetes gestacional	100%	14%	3%
B	Idade do início > 20 anos e duração do diabetes < 10 anos Sem lesão vascular	67%	19%	3,8%
C	Início do diabetes entre 10 e 19 anos ou duração do diabetes de 10 a 19 anos e ausência de lesão vascular	48%	29%	9%
D	Idade do início < 10 anos ou duração < 20 anos ou lesões vasculares	32%	25%	10,5%
E	Nefropatia e/ou retinopatia proliferante	3%	37%	30,8%
Se classe ≥ E, risco vital e/ou funcional ⇒ gravidez não recomendada				

PBSP = sintomas prognosticamente ruins durante a gravidez: pielonefrites, cetoacidoses, toxemias, negligência

Diabetes conhecido do tipo 1 anterior à gravidez

1. Programar a gravidez
⇒ Parecer de um endocrinologista
- Contracepção eficaz: acordo para engravidar, se HbA1c < 6,5%
- Não tardar muito para engravidar
- Planejar a concepção e identificá-la precocemente (realmente feito em 18 a 40% dos casos): diminui a mortalidade fetal, perinatal e neonatal, bem como a morbidade (menos más-formações)
- Ácido fólico no pré-concepcional, 5 mg/dia

2. Diagnóstico e acompanhamento ambulatorial por um endocrinologista a partir da concepção:
- Educação da paciente: auto-observação (diário) e autocontrole
- Otimizar a insulinoterapia: NPH, insulina rápida (bomba ou injetável: sem diferença significativa)
- Auto-observação por glicemia capilar (6/dia)
  - Objetivos glicêmicos em jejum: 0,6 a 1 g/L (3,3 a 5,6 mmol/L)
  - Objetivos glicêmicos pós-prandial: < 1,2 g/L (6,7 mmol/L)
- Prevenir os riscos de hipoglicemias no início da gravidez (1º trimestre)
- Estabelecer as prescrições dietéticas: 1.800 kcal em 3 refeições + lanche
- Investigação de complicações:
  - Principalmente infecciosas (urocultura, dentes…)
  - Oculares (FO)
  - ECG
  - Renais (creatinemia, microalbuminúria)

3. Supervisão da gravidez
Gestante
Consulta mensal com um obstetra e um endocrinologista (consultas alternadas a cada 15 dias).
- Sinais funcionais, TA (presão arterial), peso, Uritest (nitritos)
- Coleta vaginal (PV) com investigação de vaginose bacteriana no início da gravidez
- Diário do diabético (glicemia capilar, doses de insulina, adaptação)
- Proteinúria, função renal, urocultura todos os meses
- HbA1c todos os meses (se > 4% do valor normal no início da gravidez, risco de 25% de má-formação)
- Exame oftalmológico: 2 vezes durante a gravidez (3º e 8º meses)
- Supervisão do regime alimentar
- Adaptação da insulinoterapia

Feto
- Ecografia precoce transvaginal, determinação precisa do termo (se RCIU precoce entre 7 semanas e 13 semanas, risco de má-formação)
- Ecocardiografia fetal mensal a partir de 18 semanas
- Doppler a partir de 22 semanas
- Observação reforçada a partir de 32 semanas: ERCF 1 a 2 vezes por semana
- Sem hospitalização sistemática

Discutir uma supervisão reforçada ou uma hospitalização com o endocrinologista em caso de diabetes desequilibrado ou complicado.

4. Para o parto

(MFIU rara, 1,7%, se gravidez diabética bem supervisionada).

Indução

A discutir em 38-39 semanas.

Insulinoterapia
- Até 0 h da véspera: continuar insulina e regime sem modificação
- De manhã, no horário habitual do café da manhã (8 h):
  - Perfusão soro glicosado 10% (500 cc) = 28 gotas/min = 84 mL/h = 500 mL em 6 h
  - Insulina NovoRapid ou Humalog em seringa elétrica: pressão 1 UI/h (50 UI insulina ultrarrápida em 50 mL de soro fisiológico)
  - Dextrose + tira reagente urinária de hora em hora. Adaptar a insulinoterapia
  - Objetivo: glicemias entre 0,80 e 1,20 g/L

Em caso de parto espontâneo
- Primeiro momento: supervisionar a glicemia capilar de hora em hora (paciente ainda sob efeito da insulina)
- NaCl ou Ringer, se necessário
- Na refeição seguinte: começar perfusão soro glicosado 10% e perfusão de insulina (*cf.* indução programada)

Em caso de cesariana programada
- Planejar a cesariana o mais cedo possível pela manhã
- Perfusão soro glicosado 10% = 28 gotas/min
- Injetar subcutaneamente a metade da dose de insulina da véspera na mesma hora
- Seringa elétrica de insulina durante a intervenção
- Dextrose de hora em hora
- As outras injeções de insulina nos horários habituais, metade da dose habitual
- Continuar perfusão soro glicosado 10% até a retomada da alimentação
- No *pós-parto*
  - Continuar soro glicosado 10% até a retomada do trânsito intestinal
  - Injetar nos horários habituais (da paciente) a cada vez a metade da dose de insulina de final de gravidez
  - Continuar Dextrose 6 ×/dia
  - Se mal-estar de hipoglemia (suores, mal-estar), aumentar transitoriamente a pressão do soro glicosado 10%
- Se *hiperglicemia* > 2 g/L
  - Procurar corpos cetônicos nas urinas
  - Se corpos cetônicos ++ e se glicemia ≥ 2 g, acrescentar 4 UI de insulina para cada cruz de cetona
  - Controle por endocrinologista

5. No pós-parto
- Transferência do recém-nascido para unidade neonatal (risco de hiperglicemia, de hipocalcemia) a considerar
- Continuar perfusão até a primeira refeição
- Dividir por dois as doses de insulina imediatamente após o parto
- Aleitamento recomendado
- Contato rápido com o endocrinologista ± consulta para considerar o tratamento posterior

Diabetes conhecido do tipo 2

- A partir da concepção conhecida e se possível antes: antidiabéticos orais interrompidos
- Mesma regra de consulta pré-concepcional
- Excepcionalmente: dieta apenas; mais frequente: passagem precoce à insulina
- Gravidez, parto e pós-parto: idem diabetes do tipo 1

Diabetes não conhecido: diabetes gestacional (ou revelação de um diabetes que persistirá)

O *screening* do diabetes gestacional só é realizado se existe um fator de risco:
- Idade ≥ 35 anos
- IMC ≥ 25 kg/m^2
- Antecedente familiar em primeiro grau de diabetes (qualquer tipo de diabetes)
- Antecedente de diabetes gestacional durante uma gravidez precedente
- Antecedente de recém-nascido macrossômico

Os seguintes fatores não parecem ser fatores de risco independentes do diabetes gestacional:
- Nível socioeconômico
- Multiparidade
- Gravidez múltipla
- Aumento de peso gestacional

Métodos práticos desse *screening*:
- Glicemia em jejum no primeiro trimestre
    - Se > 1,26 g/L (7 mmol/L): diabetes do tipo 2 anterior à gravidez
- A realização de HGPO (teste de tolerância à glicose) no primeiro trimestre não é recomendada
- A medida do HbA1c como método diagnóstico não é recomendada
- HGPO com 75 g de glicose, realizada entre 24 e 28 semanas (a realizar, se o *screening* do primeiro trimestre for negativo ou se não tiver sido realizado)

Níveis adotados:
- Glicemia em jejum = 0,92 g/L (5,1 mmol/L)
- Glicemia em 1 h = 1,80 g/L (10 mmol/L)
- Glicemia em 2 h = 1,53 g/L (8,5 mmol/L)

Diagnóstico de diabetes gestacional, se um só desses valores for patológico. Como a HGPO com 100 g não é mais recomendada, abandona-se a noção de intolerância à glicose durante a gravidez.

HGPO 75 g, valores normais

H0	H1	H2
0,92 g/L (5,1 mmol/L)	1,80 g/L (10,0 mmol/L)	1,53 g/L (8,5 mmol/L)

1. Consulta com um endocrinologista
    - Regime (consultar nutrólogo): 1.800-2.000 kcal
    - 180 g de hidratos de carbono (50% carboidratos, 30% lipídeos, 20% proteínas)
    - Fracionamento das refeições: 3 refeições e 2-3 lanches, adaptados à altura, à atividade física, ao ganho de peso (0,9 kg/mês, 1,8, se obesidade)
    - Supressão dos açúcares com índices glicêmicos elevados

- Ingestão de fibras vegetais (desaceleram o trânsito, diminuem os picos de hiperglicemia pós-prandial e freiam a secreção de insulina)
- Ingestão reduzida de gorduras (35% da refeição)

Um regime mais restritivo (< 1.600 kcal/24 h) melhora a tolerância glicídica, mas provoca uma cetose crônica, nociva ao desenvolvimento intelectual da criança.

Uma atividade física regular na ausência de contraindicação obstétrica, cerca de 30 min 3 a 5 vezes por semana é recomendada.

2. Instauração da insulinoterapia

A insulinoterapia é instaurada após 7 a 10 dias de regras higienodietéticas, se o objetivo glicêmico não for alcançado.

- A autosupervisão glicêmica (entre 4 e 6 vezes por dia) permite supervisionar as pacientes e indicar a insulinoterapia
- O esquema de insulinoterapia deve ser adaptado ao perfil glicêmico
- Se for necessária uma insulina de ação lenta, deve-se privilegiar a NPH
- Os dados disponíveis são confortadores quanto à segurança e à eficácia dos análogos rápidos da insulina Lispro e Aspart
- Não existem dados avaliando a bomba de infusão subcutânea da insulina no tratamento do diabetes gestacional
- Os dados disponíveis são insuficientes para a utilização rotineira dos análogos lentos da insulina
- Os antidiabéticos orais não têm a liberação durante a gravidez e não são recomendados.

3. Objetivo glicêmico

- Glicemia em jejum = 0,95 g/L (5,3 mmol/L)
- Glicemia em 2 h = 1,20 g/L (6,7 mmol/L)

4. Supervisão

- Supervisão mensal obstétricaendocrinológica (consultas alternadas a cada 15 dias)
- Autosupervisão glicêmica a continuar até o pós-parto imediato
- Se diabetes gestacional bem equilibrada, na ausência de outra patologia ou fator de risco associado: supervisão habitual
- Se presença de outro fator de risco (obesidade, mau equilíbrio glicêmico, HTA crônica): supervisão mais próxima (pressão arterial e proteinúria) que o acompanhamento pré-natal mensal em razão do risco de pré-eclâmpsia
- Uma ecografia suplementar de final de gravidez pode ser sugerida
- A monitorização eletrônica do feto não tem utilidade demonstrada no caso de diabetes gestacional bem equilibrado
- Em caso de diabetes gestacional desequilibrado ou de diabetes do tipo 2 descoberto durante a gravidez, a supervisão fetal deve ser reforçada a partir de 32 semanas (ecografia suplementar, supervisão com monitorização eletrônica fetal 1a 2 vezes por semana, internada; ou em hospital ou em ambulatório)
- A realização de uma pelvimetria não é necessária, mesmo em caso de suspeita de macrossomia

5. Parto

- Em caso de diabetes gestacional bem equilibrado, por dieta apenas ou por insulina: parto normal a termo
- Em caso de diabetes gestacional mal equilibrado ou com repercussão fetal, indução antes do termo: idealmente em 39 semanas, ou antes, em função do balanço entre riscos e benefícios para o feto
- Se insulinoterapia: atendimento durante o trabalho idêntico ao de um diabético insulino-dependente anterior à gravidez e interrupção da insulina após o parto
- Cesariana programada, se estimativa ecográfica do peso fetal superior a 4.250 ou 4.500 g

6. No pós-parto

- Em caso de insulina instituída durante a gravidez: interrupção e supervisão do Dextro durante 48 h (verificar que não se trata de um verdadeiro diabetes revelado pela gravidez)
- *Screening* do diabetes do tipo 2: glicemia em jejum ou HGPO 3 meses após o parto (com resultado enviado ao endocrinologista). Não diferenciar esse *screening* em razão do aleitamento ou da contracepção
- Refazer a glicemia em jejum ou o HGPO a cada 1 ou 3 anos, durante pelo menos 25 anos
- Consulta sistemática com endocrinologista para uma próxima gravidez no começo da gravidez (30 a 84% de reincidência de diabetes gestacional)
- Sem contraindicação a contracepção hormonal, estrogênio ou progestogênio. Se obesidade, hipertensão arterial ou dislipidemia, escolher uma contracepção sem impacto cardiovascular (DIU recomendado)

Situação particular: MAP e diabetes insulino-tratado

- Dar preferência aos inibidores cálcicos, ou ao Atosiban aos β2 miméticos
- Se prescrição de betametasona para maturidade pulmonar: supervisão glicêmica e ajuste da insulinoterapia, se necessário (risco de cetoacidose)
- Em caso de MAP justificando uma indução de maturação pulmonar fetal com betametasona, o *screening* do diabetes gestacional deverá ser realizado alguns dias após a última injeção de Celestone

45 POLI-HIDRÂMNIO

Revisão

Dois grandes tipos de etiologias:
Excesso de produção por hiperdiurese fetal:
- Metabólica: diabetes materno, diabetes insípido fetal, síndrome nefrótica do tipo finlandês, megabexiga microcólon, cloridorreia, aumento do ritmo cardíaco fetal.
- Todas as anemias, em particular a isoimunização Rh: arritmias, corioangioma, anomalias do cordão umbilical, síndrome transfusor-transfundido.

Déficit de reabsorção:
- Obstruções digestivas altas (atresia esofágica, estenose duodenal, atresia do intestino delgado).
- Compressão atrapalhando a deglutição: (bócio, tumor orofaringal) ou a extrusão do estômago, em particular displasia renal esquerda.
- Anomalia da deglutição fetal de origem neurológica ou muscular.
- Infecções, anomalias cerebrais, doença de Steinert, miastenia, outras causas de imobilismo fetal.

Diversas:
- Cromossômicas, podendo combinar várias das etiologias acima.

1. Avaliação
- Avaliação glicêmica: HGPO
- RAI
- Teste de Kleihauer
- Sorologias (CMV, parvovírus, rubéola, toxoplasmose, sífilis, ± herpes, varicela, EBV, enterovírus)
- Ecografia morfológica (com velocidade sistólica cerebral ⇔ anemia fetal)
- Amniocentese (a considerar em virtude das hipóteses etiológicas), além da amniodrenagem com fins terapêuticos

2. Conduta a manter

Em consequência da avaliação etiológica, da sintomatologia e do risco de parto prematuro associado:

⇒ Hospitalização, se má tolerância materna ou fetal, risco de parto prematuro associado

⇒ Senão: fazer a avaliação laboratorial e consultar durante a semana em hospital sem internação
- Tratamento de uma etiologia
- Tratamento sintomático:
  - Drenagem ⇔ CPDDPN
  - Tratamento etiológico
  - IMG, se solicitado pela mulher grávida no caso de uma afecção fetal de uma particular gravidade ⇔ CPDDPN
- Tratamento do risco de parto prematuro:
  - Corticoterapia
  - Tocólise eventual

Para o parto
Risco de:
- Ruptura da bolsa d'água
- HRP (hemorragia retroplacentária)
- Prolapso do cordão ou de um membro
- Distocia
- Hemorragia do parto ⇔ parto dirigido (+++)

46 TOXICOMANIA

Revisão
Modo de ação:
Os narcóticos atravessam facilmente a barreira hematoplacentária.
Efeitos diretos no feto:
- vasoconstrição da circulação fetal (cocaína ++), levando à RCIU e de má-formações;
- farmacológico em neurotransmissores e neuropeptídios cerebrais.

Consequências: *efeitos específicos, frequentemente difíceis de individualizar em razão da politoxicomania frequente.*

	RCIU	Má-formação	Prematuridade	Desmame
Maconha	Possível	Não	Possível	Não
Opiáceos	Sim	Não	Sim (18-25%)	Sim (severo ++)
Cocaína	Sim	Sim (10%)	Sim (30-50%)	Sim (moderado)
Anfetaminas	Sim	Sim	Sim	Sim (moderado)

Exposição geral no útero ⇒ síndrome de abstinência do recém-nascido:
aparece em 24-48 h (8-15 dias com a metadona);
irritabilidade (++), tremores, agitação, impressão de desconforto;
grito frequente, agudo, entrecortado por choros, taquipneia, transtornos do sono;
hipertonia muscular, convulsões, às vezes (principalmente após ingestão de metadona);
sucção frenética, mas desordenada;
regurgitações, vômitos: risco de desidratação;
a longo prazo: dependência, impulsividade, transtornos emocionais, dificuldades de comunicação, retardo na linguagem, dificuldades de concentração.

1. Acompanhamento da gravidez

A toxicomania deve ser reconhecida pela equipe obstétrica em colaboração com uma equipe especializada em condutas aditivas: obstetra, psicólogo, assistente social, clínico geral, centro de tratamento de substituição para retirada da droga, pediatra e anestesista.

Serviço de adictologia
- Entrevista adaptada, clima de confiança
- Enquete toxicológica
- Entrar em contato com o médico que prescreveu o tratamento de substituição
- Apresentar o dossiê à equipe de apoio, encaminhar os contatos com a PMI
- Fazer um levantamento médico das diferentes complicações maternas e fetais
- Investigar patologias associadas ao *screening* de doenças infecciosas (HIV, hepatites B e C, sífilis, coleta vaginal para pesquisa de vaginose bacteriana, Papanicolaou)

2. Em caso de hospitalização
- Prevenir a equipe envolvida rapidamente para evitar desestabilizar a mulher com interrogatórios repetidos sobre seu histórico médico
- Seguir o protocolo de cuidados preestabelecido ou referi-lo ao médico que o prescreveu

3. No pós-parto
- Dupla mãe-criança em Unidade Neonatal ou criança hospitalizada em neonatologia ⇔ síndrome de abstinência ⇔ favorecer o aleitamento (possível, se fraca dose de heroína ou substituição; contraindicado, se cocaína, anfetamina, LSD em uso)
- Privilegiar o laço mãe-criança
- Recontactar os diferentes envolvidos

4. No momento da saída
- Reunião de planejamento no centro de serviço
- Encaminhamento da relação com a PMI, assistentes sociais...
- Eventual recurso à justiça
- Acompanhamento médico para o tratamento de substituição
- Acompanhamento psicossocial e consultas com um pediatra

5. O tratamento de substituição
- A paciente consome heroína, codeína sem recomendação médica: substituição por metadona (+++)
- A paciente toma buprenorfina:
  - Se administrada de maneira satisfatória: via sublingual, dose estabilizada, prescrita por médico ⇒ seguir o tratamento
  - Se mal administrada: injeção, dose instável, prescrição médica aleatória ⇒ indicação de metadona
- A paciente usa cocaína ⇒ necessidade de parar em razão dos efeitos vasoconstritores e risco de má-formações, RCIU, HRP, pré-eclâmpsia
- Tratamento de substituição por metadona:
  - Evitar o primeiro trimestre (aborto espontâneo) e o último trimestre (AP)
  - Acompanhamento médico e psicológico (++)
  - Dose média: 80 mg/dia

47. Traumatismo e Gravidez

1. Exame materno em urgência e avaliação do estado fetal

Gravidade
- Traumatismo abdominal perfurante
- Traumatismo direto sobre o ventre
- Acidente com síndrome do chicote
- Acidente com choque frontal (as velocidades se somam)
- Acidente com marca violenta do cinto de segurança/abdome

Exame obstétrico
- Em função da idade gestacional
- MAF+, contrações uterinas, metrorragias
- BDC, colo uterino
- Cardiotocografia
- Ecografia (colo, vitalidade, crescimento, morfologia, placenta ++)
- Hematúria, proteinúria
- Teste de Kleihauer (++) (realizar após 20 semanas para toda paciente independentemente do Rh)
- Se paciente Rh negativo, *coombs* indireto preliminar e sem demora: imunoglobulina anti-D 200 µg, IV de preferência

2. Em caso de critérios de gravidade

⇒ Hospitalização sistemática a partir de 24 semanas, mínimo 24 h

Supervisão clínica específica
- MAF
- Contrações uterinas

Explorações
- ERCF: 2/dia
- Ecografia feita por especialista e repetir 21 dias mais tarde (porencefalia)
- Em caso de Kleihauer positivo:
⇒ Avaliar pico de velocidade da artéria cerebral média
⇒ Continuação da supervisão fetal

Tratamento
- Em caso de MAP: tocólise e corticoterapia
- Imunoglobulinas anti-D, se Rh negativo

3. Na ausência de critério de gravidade

- Retorno ao domicílio
- Controle ecográfico (externa), se > 24 semanas ou se Kleihauer positivo

4. Certificado inicial descritivo

- Para todo acidente ou traumatismo por um terceiro
- A emitir a todas as pacientes (hospitalizadas ou não)

48 PROFILAXIA DA ENDOCARDITE INFECCIOSA

Revisão

Qualquer paciente com patologia cardíaca anterior ou concomitante à gravidez deve ser vista pelo cardiologista.
Frequência de bacteriemias durante o parto: 0,5% (streptococos, colibacilos, estafilococos)

1. Caso de alto risco

- Válvula protética ou material protético utilizado para uma reparação valvular
- Antecedente de endocardite infecciosa
- Cardiopatias congênitas:
  - Cianótica não operada, ou com refluxo residual, ou com derivação cirúrgica
  - Com reparação protética (cirúrgica como percutânea), até 6 meses após a execução
  - Com refluxo residual no local de implantação de material protético, executado cirurgicamente ou por via percutânea

2. Antibioticoprofilaxia

Apenas esses casos de alto risco precisam de uma antibioticoprofilaxia específica, semelhante àquela proposta para procedimentos de cirurgia dentária.

Em meio obstétrico ou na cirurgia ginecológica, existem pouquíssimas circunstâncias nas quais uma antibioticoprofilaxia não seja necessária, e as recomendações específicas às doenças cardíacas são idênticas ou equivalentes a essa antibioticoprofilaxia.

As situações de risco elevado são:
- A ruptura das membranas, de mais de 6 h
- Um trabalho de parto longo, de mais de 6 h

Nesses casos, uma antibioticoterapia por amoxacilina é indicada: 2 g na 1ª h, depois 1 g/h.

As recomendações da *European Society of Cardiology* (www.escardio.org) são de empregar:
- Na ausência de alergia às β-lactaminas: amoxicilina ou ampicilina, na razão de 2 g via oral ou em IV
- Na presença de alergia: clindamicina, 600 mg via oral ou IV

49 HEPATITES B E C

Revisão

Vírus B: 40% das hepatites durante a gravidez.
Fatores de risco associados: HIV, hepatite C, toxicomania.
Risco de transmissão (transmissão vertical):
- Se gravidez em mulher imunizada, sem risco neonatal.
- Quase inexistente durante a gravidez.
- Principalmente durante e pós-parto: depende da infecticidade da mãe.
- Importância da presença do Ag HBe e das sequências genômicas do ADN viral no soro materno carga viral: replicação elevada, contagiosidade +.
- Risco de infecção: se Ag HBe+ = 90%; se Ag HBe- = 20%.

Estado	Ag HBs	Ac Anti-HBs	Ag HBe	Anti-HBc Ig total	Anti-HBc IgM	ADN viral Carga Viral
H. aguda recente	+	-	-	-	-	+
H. aguda fase sintomática*	+	-	+	+	+	+
Janela imunológica**	-	-	-	+	+	-
Hepatite curada	-	+	-	+	-	-
Vacinação	-	+	-	-	-	-
Infecção crônica	+	-	±	+	-	+

*3 a 6 semanas após a inoculação, presença isolada do Ag HBs precedente à resposta imunológica.
**6 a 8 meses após a inoculação, desaparecimento do Ag HBs, persistência do anti-HBc IgM.

- Consequências para o recém-nascido:
  - Infecção do recém-nascido sintomática (icterícia): rara
  - Principalmente: transmissão do estado portador crônico de Ag HBs (90% se *Ag HBe* +; < 20% se Ag *HBe*-)
  - Evolução para fibrose hepática (50%), cirrose (20%)
  - 5% das cirroses pós-hepáticas evoluem para um carcinoma

Screening sistemático durante a gravidez para investigação de Ag HBs no 6° mês

Em caso de *screening* positivo do Ag HBs:
- Avaliar o estado infeccioso: Ag HBe, Ac anti-HBs, Ac anti-HBc +
- Verificar sorologias: hepatite C, HIV, TPHA-VDRL
- Verificar as transaminases
- Programar consulta com hepatogastroenterologista
- Verificação das sorologias da família

No recém-nascido em caso de Ag HBs + (independentemente da replicação viral)
- HBIg 30 UI/kg antes H12 (IM a injetar na parte superoexterna da coxa, após aplicação de creme ou de disco adesivo EMLA®)
- Vacina no dia seguinte (em um ponto diferente)
- Segunda vacina em 1 mês, terceira vacina em 3 meses, revisão em 12 meses

No recém-nascido em caso de Ag HBs negativo e Ac anti-HBs e anti-HBc + (em favor de uma infecção antiga)
- Vacina no D15, se a criança corre risco de ser mal acompanhada ou não acompanhada
- Senão: integrar ao esquema de vacinas clássico a partir de 2 meses (esquema de três injeções)

Aleitamento
Aleitamento materno possível mesmo se ADN +, na medida em que a soroprofilaxia e a vacinação forem realizadas.

Quanto à hepatite C

- Risco de transmissão materno-fetal: < 5%, mas aumentado em caso de coinfecção HIV (20%) e de carga viral elevada (> 100 cópias/mL)
- Aleitamento não contraindicado

50 HERPES GENITAL E GRAVIDEZ

Há quatro situações a considerar.

1. Primoinfecção no pré-parto (ou no mês anterior)

    ⇒ **75% de risco neonatal (frequência: rara).**

    NOTA: as lesões aparecem mais frequentemente entre o dia 5 e 15 do contágio
    - Coleta virológica (+++) nas lesões em meio específico
    - Tratamento materno:
        - Se > 36 semanas: aciclovir 200 mg × 5/dia ou valaciclovir 500 mg × 2/dia até o parto
        - Se < 36 semanas: aciclovir 200 mg × 5/dia ou valaciclovir 500 mg × 2/dia 10 dias e retomada de 36 semanas até o termo
    - Tipo de parto:
        - Cesariana:
            - Se lesões durante o trabalho e bolsa de líquido amniótico intacta
            - Com RSM < 6 h
        - Via baixa autorizada, se infecção há mais de 1 mês ou RSM > 6 h (e neste caso, *idem* Conduta a manter durante o trabalho de parto – Situação 3)
        - Decisão caso a caso, se infecção inferior a mais de 1 mês e tratada
    - Conduta com o recém-nascido:
        - Avisar o pediatra
        - Exame clínico cuidadoso
        - Coletas virológicas (olhos, garganta, urina ± vesículas)
        - Hemograma, CRP, transaminases, bilirrubina
        - NFS, CRP herpes no sangue ± LCR
        - Isolamento do recém-nascido (quarto privativo, canadienne utilização de luvas de exame, lavagem antisséptica das mãos)
        - Banho betadinado (1/3 de Betadina; 2/3 soro fisiológico, enxaguar bem)
        - Discutir tratamento por via parental: aciclovir 20 mg/kg × 3/dia, IV lenta por 1 h, ou prolongar durante 21 dias, se lesão sistemática ou neurológica e durante 14 dias, se lesão cutaneomucosa

2. Recorrência no pré-parto ou nos 7 dias anteriores

    ⇒ **2,5% de risco neonatal (frequência: +).**
    - Coleta virológica (+++) nas lesões em meio específico com cotonete; técnica de coleta: raspar a ulceração ou uma vesícula
    - Tratamento materno:
        - Se > 36 semanas: aciclovir 200 mg × 5/dia ou valaciclovir 500 mg × 2/dia até o parto
        - Se < 36 semanas: aciclovir 200 mg × 5/dia ou valaciclovir 500 mg × 2/dia durante 5 dias e retomada de 36 semanas até o termo
    - Tipo de parto:
        - Cesariana: na presença de lesões genitais no início do trabalho ou se RPM < 6h
        - Via baixa, se RPM > 6h ou em caso de lesões extragenitais: pincelagem + curativo oclusivo (e, neste caso, idem Conduta a manter durante o trabalho – Situação 3)

- Conduta com o recém-nascido:
  - Prevenir o pediatra
  - Exame clínico cuidadoso
  - Coletas virológicas (olhos, garganta, urina ± vesículas)
  - NFS, CRP, transaminases, bilirrubina
  - CRP herpes no sangue ± LCR
  - Isolamento do recém-nascido (quarto privativo, canadienne, utilização de luvas de exame, lavagem antisséptica das mãos)
  - Banho betadinado (1/3 de Betadina; 2/3 soro fisiológico, enxaguar bem)
  - Discutir tratamento por via parental: aciclovir (Zovirax) 20 mg/kg × 3/dia, IV lenta por 1 h, ou prolongar durante 21 dias, se lesão sistemática ou neurológica e durante 14 dias, se lesão cutaneomucosa

3. Antecedentes isolados de herpes anterior à gravidez (mãe)
   ⇒ **1/1.000 de risco neonatal (frequência: ++).**
   - Considerar uma profilaxia para a mãe após 36 semanas (ou antes em caso de risco de parto prematuro): aciclovir 200 mg × 5/dia ou valaciclovir 500 mg × 2/dia até o parto
   - No início do trabalho:
     - Exame do colo e do períneo
     - Coleta viral local (colo, vulva, perianal)
   - Conduta no trabalho de parto:
     - Limitar o número de toques vaginais (TV)
     - Ruptura artificial das membranas (RAM) tardia
     - Desinfecção vaginal (Betadine ou clorexidina)
     - Não usar (eletrodos e pH do escalpo)
   - Conduta com o recém-nascido:
     - Prevenir o pediatra
     - Exame clínico cuidadoso
     - Coletas olhos, garganta com culturas virais no dia 3 (transportar esfregaço em um meio específico) ⇒ resultados em 48h
     - Supervisão do recém-nascido durante 5 dias (vesículas, comportamento etc.)
   - Recomendações de alta aos pais para a supervisão durante os primeiros meses de vida

   Em caso de risco de parto prematuro ou de parto previsto antes do termo (gravidez gemelar): iniciar o tratamento profilático antes de 36 semanas ⇒ no mês anterior ao parto.

4. Nenhuma manifestação de herpes genital
   ⇒ **1/10.0000 de risco (situação de 2/3 dos casos).**
   - Sem *screening* sistemático
   - Entrevistar o parceiro
   - Evitar IST
   - Supervisionar a aparição de lesões no período perinatal por um exame sistemático do colo e do períneo no início do trabalho

51 VARICELA

Revisão

Risco materno (< 3%): prognóstico materno = pneumopatia (frequência: 13 a 19%) dos quais 2% têm tradução clínica: gravidade em 50%, mortalidade em 18%.
Risco fetal:
- Se varicela clínica **antes de 20 semanas**: transmissão ao feto de cerca de 6% (feto contaminado), mas fetopatia de 1 a 2% (feto doente = varicela congênita).
- Se varicela clínica **após 20-24 semanas**: transmissão 25%, mas má-formação próxima de zero, risco de transmissão pós-natal no primeiro ano (portador).
- Sem risco de varicela congênita **após 24** semanas.
- Se varicela **próxima ao termo**: varicela neonatal pode aparecer nos 10 dias após o nascimento. Após isso, trata-se de uma contaminação pós-natal.

Varicela congênita:
- RCIU, poli-hidrâmnio.
- Lesões cutâneas (100%): cicatrizes, pigmentação.
- Lesões neurológicas (75%): microcefalia, hidrocefalia, dilatação do 4° ventrículo cerebral, atrofia cerebral.
- Lesões oftalmológicas (60%): corioretinite, microftalmia, catarata, lesões sistemáticas.
- Lesões musculoesqueléticas (60%): hipotrofia muscular, malposições dos membros.

Varicela neonatal:
- Grave: se varicela materna ocorrer entre 5 dias antes e 2 dias após o parto, risco de 25% de varicela (exantema neonatal D15-D10 pós-parto) disseminada (lesão polivisceral) do recém-nascido. Grave (principalmente se prematuridade), por vezes letal (10 a 20%).
- Benigna: se varicela materna 5-21 dias antes do nascimento, exantema neonatal a D0-D4 pós-parto. Prognóstico bom, sem tratamento específico; isolamento neonatal simples.

Se gestante é portadora: sem lesão fetal.

Contágio durante a gravidez

Em toda mulher considerada soronegativa, um controle sorológico deve ser prescrito:
- Sorologia positiva $\Rightarrow$ paciente protegida
- Sorologia negativa $\Rightarrow$ um tratamento pós-exposição pode ser considerado (diminui o risco materno, independentemente da idade gestacional, mas efeito não demonstrado na lesão fetal):
  - Injeção de gamaglobulinas polivalentes:
    - Antes de 48 ou até 72 h pós-contágio
    - Dose de 25 UI a 30 UI/kg, ou seja, 0,3 g/kg gamaglobulinas polivalentes (1 flaconete de 10 g = 200 mL, contém 900 UI de AC anti-VZ)

- Injeção em perfusão lenta, sob supervisão (risco de reação anafilática) no hospital, sem internação
- Aciclovir 800 mg 5 ×/dia, ou valaciclovir 1 g × 3/dia: iniciado 7 dias após o contágio (ação sobre 2° pico virêmico) durante 7 dias

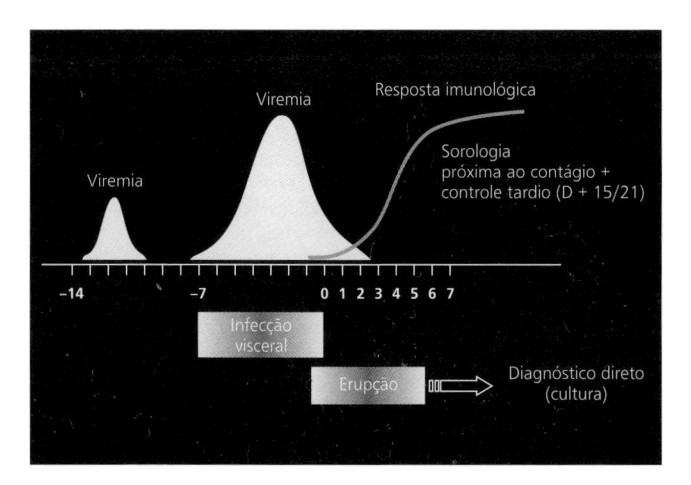

Em caso de erupção

Durante a gravidez
- Evitar qualquer contato com a maternidade e serviço de pediatria
- Supervisionar o surgimento de complicações pulmonares
- Antipruriginoso, desinfecção
- Tratamento com:
  - Aciclovir (10 mg/kg/8 h em IV) em caso de forma grave (serviço de medicina interna)
  - Ou a discutir, se próximo ao termo: aciclovir ou valaciclovir via oral
- Antes de 24 semanas, programar uma ecografia mensal (as coletas fetais nem sempre permitem confirmar a contaminação e não determinam o grau de lesão fetal)

No termo (ou contexto de risco de parto prematuro)
- Se o parto não pode ser adiado (< 6 dias):

⇒ Hospitalização com isolamento, aciclovir IV (10 mg/kg/8 h)

⇒ Para o recém-nascido: isolamento + continuação do tratamento antiviral + desinfecção cutânea

- Aleitamento possível, exceto no período contagioso (bomba tira-leite)

52 HIV – Conduta a Manter no Parto

Com a mãe

1. Objetivo

Diminuir o risco de transmissão mãe-criança do HIV durante o parto, que é um momento com risco de exposição.

2. Durante a gravidez

Exames
- Avaliação inicial: CD4, carga viral, NFS-plaquetas, investigação de coinfecções (sorologias VHC, Ag HBs, TPHA, toxoplasmose, citomegalovirus), colposcopia
- Supervisão do tratamento: clínica, carga viral, tolerância (hemograma, transaminases, glicemias, outros exames segundo as moléculas utilizadas)

Tratamento antirretroviral
Um tratamento é sempre necessário para a saúde da mãe e/ou para prevenir a transmissão mãe-criança.
Trata-se frequentemente de uma terapia tríplice, que é iniciada segundo a avaliação materna antes ou durante a gravidez (no mais tardar, em 26 semanas para uma mulher acompanhada regularmente).

3. Tratamento no parto

Não esquecer a utilização do tratamento usual durante o trabalho de parto ou antes da cesariana, mesmo se a mulher estiver em jejum.
Perfusão de AZT IV durante o trabalho de parto e no parto, ou antes e durante a cesariana.

Indicações
- Sistematicamente para qualquer mulher HIV positiva
- Exceções:
    - Contraindicação (anemia severa, principalmente)
    - Em caso de carga viral < 20 cópias/mL a longo tempo na mulher, pode-se decidir pela equipe pluridisciplinar (e especificado no dossiê) não fazer perfusão de AZT. Neste caso, uma perfusão pode ser, entretanto, decidida pela equipe em caso de fator de risco obstétrico (p. ex., ruptura prematura das membranas, metrorragia, febre)

Quando começar?
- A partir do diagnóstico de entrada em trabalho de parto ou no início de uma indução
- Em caso de cesariana programada: 4 h antes da passagem ao bloco

Quando parar?
- Na clampagem do cordão

Modos
- Perfusão por bomba
- Preparação:
    - AZT, amp 20 mL
    - Aspirar 2 amp, ou seja, 40 mL a diluir em 500 mL de soro glicosado a 5%

- A concentração obtida é de 400 mg/500 mL, ou seja, **0,8 mg/mL**
- A preparação deve ser utilizada em 8 h, em temperatura ambiente
- *Anotar a hora do início da perfusão*
- Dose de ataque: 2 mg/kg a passar em 1 h
  - 2,5 mL de perfusão × peso
- Dose de manutenção: 1 mg/kg/h até a clampeamento do cordão
  - 1,25 mL de perfusão × peso/h (para obter as gotas/min, dividir os mL/h por 3)
- Exemplo: 50 kg ⇒ dose de ataque 125 mL em 1 h e dose de manutenção 62 mL/h

NOTA: em caso de falso trabalho de parto, interromper a perfusão e retomar o tratamento oral.

Nevirapina
- Indicação: apenas para mulheres não tratadas durante a gravidez, profilaxia de reforço em associação à perfusão de AZT
- Posologia: um comprimido de 200 mg na chegada em trabalho ou antes da cesariana. Após, uma dose 2 mg/kg no recém-nascido no D2

4. Tipo de parto

A discussão de uma eventual cesariana programada ocorre próxima à 36 semanas, em razão do controle da carga viral e das condições obstétricas. Por vezes é necessário reconsiderá-la posteriormente.

- Via baixa:
  - Carga viral indetectável (por extensão < 400 cópias/mL)
  - Contraindicação da amnioscopia e do pH ou eletrodo de escalpo, evitar tocometria interna
  - Fórceps, vácuo-extrator e episiotomia possível (evitar as escoriações)
- Cesariana:
  - Cesariana programada com 38 semanas, indicada se carga viral não controlada > 400 cópias/mL
  - Caso particular: entrada em trabalho de parto ou ruptura das membranas quando uma cesariana estava prevista: fazer rapidamente a cesariana, se a mulher estiver bem no início do trabalho de parto ou se a ruptura das membranas for recente, e autorizar a via baixa, se o trabalho de parto já estiver avançado
- Ruptura prematura das membranas:
  - Antibioticoterapia sistemática
  - No termo (> 34 semanas): indução imediata ou cesariana, se condições desfavoráveis
  - Antes do termo (< 34 semanas): parto ao menor sinal de corioamnionite, senão decisão pluridisciplinar, se possível com parto ou corticoterapia de maturação e conduta expectante de acordo com a idade gestacional e a carga viral (preferencialmente atitude ativa, se HIV não controlado e supervisão, se CV elevada ou mulher não tratada)
- Pós-termo:
  - Em caso de indicação, indução possível, se condições favoráveis
  - Evitar induções e amadurecimento do colo em condições desfavoráveis (em razão do risco de DOO e de trabalho de parto longo, febre, distocia)

5. No pós-parto
- Aleitamento materno contraindicado
- Continuação ou interrupção do tratamento antirretroviral oral, em função da avaliação pré-terapêutica, decidido caso a caso com o médico que trata do HIV e da paciente (regra geral: continuar o tratamento até o parecer do infectologista e a avaliação pós-parto)
- Contracepção por preservativos + escolha de uma contracepção com progestogênio associada (posteriormente, privilegiar o DIU)

Atendimento do recém-nascido

1. Coletas da criança
- No nascimento (possível no sangue do cordão e controlar, se patológico):
  - Hemograma, plaquetas, transaminases
- Na primeira semana de vida:
  - Hemograma, plaquetas, lipase, creatinina, CD4 e CD8, transaminases
  - CRP HIV, investigação de citomegalovirus (CMV) na urina

2. Tratamento com AZT profilático
- Iniciar nas 8 primeiras horas de vida
- *Anotar data e hora do início do tratamento*
- Indicação sistemática, mesmo na ausência de AZT na mãe

Contraindicações
- Qualquer problema médico que coloque em risco
- Alterações bioquímicas graves:
  - Hb < 8 g
  - PL < 50.000/mm^3
  - Neutrófilos < 750/mm^3
  - Transaminases > 5 N
- Icterícia que necessite de outro tratamento que não a fototerapia

Modalidades
Para as crianças nascidas após 35 semanas:
- Se a alimentação é possível:
  - Xarope: 2 mg/kg de 6/6 h (ou 4 mg/kg de 12/12 h)
  - Concentração do xarope: 10 mg/mL, ou seja, 0,2 mL/kg de 6/6 h
  - Conservar ao abrigo da luz em temperatura ambiente
- Se a alimentação é impossível:
  - Em IVD 1,5 mg/kg de 6/6 h
  - A concentração das ampolas injetáveis é de 10 mg/mL

Para os prematuros < 35 semanas:
- 2 mg/kg de 12/12 h via oral ou 1,5 mg/kg de 12/12 h IV durante as 2 a 4 primeiras semanas de vida, após, aumentar a posologia

Duração do tratamento:
- 4 semanas

Motivos de interrupção do tratamento:
- Risco de vida para a criança
- Uma alteração bioquímica, se constatadas 2 vezes em 24 h de intervalo:
  - Neutropenia < 750/mm^3
  - Trombocitopenia < 50.000
  - Citólise SGPT > 5 N

3. **Reforço da profilaxia neonatal**
    - Indicações: ausência de tratamento na mãe ou carga viral muito elevada
    - Tratamentos utilizáveis: acrescentar ao AZT a 3TC xarope e a nevirapina xarope em dose única ou em doses repetidas
    - Iniciar o tratamento rapidamente após o nascimento

4. **Outros cuidados com o recém-nascido na sala de parto**
    Frequentemente é sugerido um banho, ainda que seu benefício jamais tenha sido demonstrado.
    A utilização de um antisséptico virucida no banho, como uma solução aquosa de hipocloreto de sódio em 0,06% diluída em 1/2 para um banho de cerca de 1 a 2 min, pode ser discutida.
    - Betadina é proscrita
    - Deve-se realizar a desinfecção ocular
    - Aspiração gástrica deve ser o menos traumática possível
    - Sorovacinação da hepatite B é indicada, se a mãe é portadora do Ag HBs

53 RUBÉOLA

Revisão

Doença viral cosmopolita endêmica, de transmissão inter-humana direta por via respiratória, principalmente na primavera.
Contagiosidade da rubéola: do D-8 ao D+8 após o início da erupção.
Três órgãos-alvo embriológicos: coração, ouvido interno, olho.
Taxa de mulheres grávidas não imunizadas na França: 10%.
Incidência anual de infecções por rubéola durante a gravidez: 3,7-8,09/100.000 nascimentos (rede Renarub).
Incidência anual de má-formações por rubéolas congênitas: 0,40-1,09/100.000 nascimentos (rede Renarub).
Prevenção *(++): vacina na infância (soroconversão em 95%: referência de imunidade: 10 UI/mL).*
Se imunidade não constatada:
 – *nos exames pré-nupciais ou antes da contracepção: vacinação com contracepção oral por 3 meses;*
 – *na avaliação pré-natal: vacinação no puerpério com contracepção.*
Se vacinação acidental durante a gravidez, o risco é insuficiente para considerar aborto indireto, mas 3-5% dos recém-nascidos terão IgM + assintomáticos sem sequelas (valor da punção fetal?).

Cinética de evolução da taxa de anticorpos maternos após soroconversão

Casos clínicos	Sorologia			
	AC totais	IgG Elisa	IgM Elisa indireto	IgA
Incubação: 15 dias (14-21 dias)	–	–	–	–
Erupção em 50% dos casos, duração de 3 dias	+	–	+	+
< 8 semanas após erupção	+	+	+	+
8-15 semanas após erupção	+	+	±	+
> 15 semanas após erupção	+	+	–	+ depois –
Reinfecções (assintomática ou sintomática)	‰ rápido	‰ rápido	– ou +	+ frequente

Casos clínicos	Sorologia			
	AC totais	IgG Elisa	IgM Elisa indireto	IgA
Vacinação a partir D28 (controles em 6 ou 8 semanas)	+	+	+ até 6 meses	±

Na prática

Durante a gravidez:
- *Screening* obrigatório (decreto nº 92-143, de 14 de fevereiro de 1992)
- Se a mulher for soronegativa no início da gravidez: refazer controle mensal até 16 semanas

Primoinfecção por rubéola durante a gravidez

- Transmissão materno-fetal:
  - 1º trimestre: 57-90%
  - 2º trimestre: 25-50%
  - 3º trimestre: 35-60%
  - Final da gravidez: 100%
- Confirmar uma primoinfecção quando os IgM são detectados:
  - Medida da avidez dos IgG específicos:
    - Avidez fraca para o antígeno < 50% ⇒ infecção datando de menos de 1 mês
    - Avidez forte para o antígeno > 70% ⇒ reativação ou rubéola > 2 meses
  - Investigação de IgA específicos:
    - Negativo ⇒ sem primoinfecção
    - Positivo ⇒ primoinfecção ou reativação
- Rubéola congênita: a incidência de má-formação depende da idade gestacional

Termo	Rubéola congênita	Lesão biológica única	Total
< 14 semanas	Lesão global malformativa: 16% (< 6 semanas: 100%)	26%	42%
14-18 semanas	Lesão principalmente auditiva: 5%	11%	16%
> 18 semanas	Surdez: 1%	7%	8%

- Lesões: RCIU grave, oftalmológicas (catarata, glaucoma), cardiovasculares (CIV, canal arterial, artéria pulmonar) neurológicas, auditivas, hepáticas, diabetes, psíquicas
- Infecção materna < 11 semanas ⇒ aborto induzido proposto sem prova de infecção do embrião

- Infecção materna > 18-20 semanas: diagnóstico antenatal inútil, pois o risco fetal é quase nulo ⇒ supervisão eco, avaliação neonatal
- Entre 12 e 18 semanas: PSF (punção fetal) em 22 semanas: IgM, NFS e PLA/ genoma viral por CRP:
  - Se positivo + anomalias na eco ⇒ equipe multidisciplinar ⇒ IMG (interrupção medicamentosa de gravidez)
  - Se negativo (infecção fetal ≠ lesão fetal) ⇒ supervisão por eco, avaliação neonatal (fundoscopia [FO], crânio, coração, ORL)

54 SÍFILIS

Revisão
Associação sífilis/gravidez rara: 0,5-2,5% na França.
Treponema pallidum atravessa a barreira placentária, mas sem efeitos sobre o feto < 16 semanas.
Após 16 semanas: aborto espontâneo tardio; parto prematuro; MIU (25% dos casos); anasarca feto-placentária; sífilis congênita ⇒ **screening sorológico obrigatório***.*

Diagnóstico

1. Clínico
    - Período primário:
        - Cancro ulceroso indolor de 5 a 15 mm de diâmetro, frequentemente único, de base endurecida + gânglios (cicatrização em 3-6 semanas)
        - Ocorre em média 3 semanas após o contágio
    - Período secundário: poliadenopatias, erupções cutâneas variáveis 2 a 12 semanas após o cancro
    - Período latente (assintomático): diagnóstico sorológico
    - Período terciário: manifestações neurológicas, ósseas, cardiovasculares

2. Coleta de exames
    - Antes de qualquer tratamento no cancro ou nas lesões cutâneas
    - Exame direto: investigação do *treponema*
    - Sempre completar com um exame sorológico

3. Sorologia
    Interpretar em virtude do contexto clínico:

VDRL – TPHA –	Sem sífilis ou período muito precoce biologicamente silencioso da fase primária	Se forte suspeita: • coleta cutânea • renovar sorologia no D8 • solicitar FTA com IgM
VDRL + TPHA +	Diagnóstico de treponematose ativa Venérea ou não	
VDRL – TPHA +	Possibilidades: • cicatriz sorológica de sífilis antiga • sífilis muito recente • sífilis tratada (TPHA há muito tempo > 0)	Na ausência de antibioticoterapia, refazer sorologia quantitativa após 15 dias
VDRL + TPHA –	Sífilis antiga Falsos-positivos (colagenoses, parasitoses, disglobulinemia, hepatite, lepra, tuberculose...)	Refazer sorologia quantitativa

Tratamento

- **Curativo:**
  - Sífilis primária, secundária ou latente há menos de um ano: tratamento único benzilpenicilina benzatina 2,4 milhões U/dia IM, uma injeção IM única
  - Se coinfecção HIV, discutir com o Serviço de Saúde de HIV para eventual reforço do tratamento: três injeções com 1 semana de intervalo
  - Sífilis latente tardia ou de duração desconhecida ou terciária: benzilpenicilina benzatina 2,4 milhões U/dia IM, três injeções com uma semana de intervalo
  - Neurossífilis: Penicilina G IV 14 dias
- **Prevenção da reação de Jarish-Herxheimer:** prednisona: 1/4-1/2 mg/kg/dia nas primeiras 48 h
- **Em caso de alergia** (claramente documentada): conduta a manter pouco definida, alternativa à penicilina além de ciclina pouco conhecida; eritromicina 2 g/dia/15 (mas má absorção digestiva e má difusão transplacentária) + tratamento sistemático, neste caso, do recém-nascido no nascimento
- Propor *screening* das outras IST (HIV, hepatites B e C, clamídia)
- Supervisão após tratamento: acompanhamento do VDRL quantitativo em 3, 6 meses, 1 ano, 2 anos:
  - Diminuição dos AC, negativação possível se sífilis primária (rara se sífilis secundária)
  - Em caso de reascensão do VRDL: reinfecção ou fracasso terapêutico
- **Em todos os casos:** declaração obrigatória e tratamento sistemático do parceiro (benzilpenicilina benzatina 2,4 milhões U/dia IM, uma única injeção IM)
- **No nascimento:**
  - Exame anatomopatológico da placenta
  - Sorologia do sangue do cordão (lesão fetal?)
  - Tratamento do recém-nascido se a mãe não foi tratada ou se foi tratada por eritromicina ou diagnóstico de sífilis congênita após o nascimento

55 COQUELUCHE

Revisão

- Doença infecciosa muito contagiosa, apesar da cobertura vacinal bastante elevada há mais de 30 anos com uma vacina eficaz
- Transmissão da doença não interrompida, resultado de uma imunidade não definitiva após doença ou vacinação
- **População de risco:** o lactente com menos de 2 meses, para quem ela é potencialmente mortal; a mulher grávida corre risco de aborto espontâneo
- **Risco de contaminação hospitalar dos recém-nascidos:** as descrições de epidemias dentro das equipes hospitalares são cada vez mais numerosas
- **Agente patogênico:** *Bordetella pertussis* ou *B. parapertussis*
  - Hospedeiro: homem doente
  - Transmissão: aérea por gotículas em contato do sujeito doente
  - Período de incubação: 5 dias a 3 semanas
  - Contagiosidade: forte, máxima durante as 3 primeiras semanas na ausência de tratamento, e até 5 dias após o início de uma antibioticoterapia eficaz

1. Definição de um caso de coqueluche

- *Caso suspeito*: tosse noturna, com acessos evocativos há mais de 8 dias na ausência de outra etiologia ou com risco de contágio
- *Caso provável*: tosse há mais de 3 semanas, com risco de contágio
- *Caso confirmado*: CRP positivo

2. Prevenção vacinal

Vacina anticoqueluche acelular em quatro valências associada à anatoxina diftérica, à anatoxina tetânica e à vacina inativada poliomelite.

O Conselho Superior de Higiene Pública da França recomenda desde 2004 a revacinação com vacina acelular das equipes das maternidades e também das equipes dos estabelecimentos hospitalares (se sem revisão há 10 anos). Também é recomendado vacinar:

- Os adultos que tenham um filho afetado
- O entorno familiar, os próximos ao casal (Alto Conselho da Saúde Pública – HCSP – 19 de março de 2008)

3. Primeiras medidas em caso de suspeita em um profissional

- Usar uma máscara antiprojeção
- Apresentar-se ao serviço de medicina do trabalho
- Avaliação: CRP em secreções nasofaríngeas + radiografia pulmonar
- Tratamento por macrolídeos (contactar eventualmente o médico responsável)
- Afastamento de 5 dias sob tratamento

56 TOXOPLASMOSE

Revisão

Prevalência da soropositividade no início da gravidez (França): 50%.
Soroconversão durante a gravidez: 5-10%.
A transmissão aumenta com a idade gestacional: 2% periconcepcional, 10% rumo às 8/12 semanas, 80/90% no termo.
Gravidade máxima entre 7 e 20 semanas.
Frequência da toxoplasmose congênita: 1-3% por ano.
Screening e informação dos pacientes sobre a toxoplasmose obrigatórios.

Caso 1 – Primeira sorologia da gravidez positiva

Perfil sorológico:

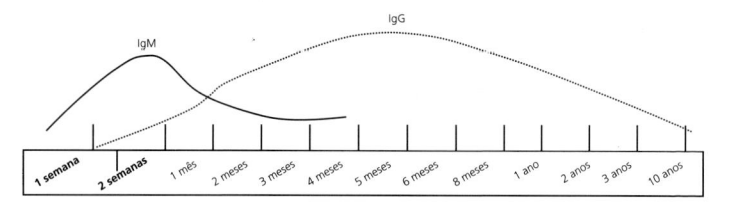

IgM negativo
- Fazer 2ª sorologia após 3 semanas
- Se IgGs estáveis ou reduzidos: contaminação ≥ 2 meses antes do primeiro teste
- Se IgGs aumentados (×2):
  - IgM+: infecção recente < 2 meses
  - IgM-: reinfeccção? reativação endógena? primoinfecção sem IgM (AIDS, imunodepressão…)?

IgM positivo
- Datar a infecção: clínica, sorologias anteriores, índice de avidez (IA) IgG: se IA > 35%, sem infecção recente < 3 meses
- 2ª sorologia (se possível sem tratamento entre as duas): perfil evolutivo IgG, IgM, IgA, seja infecção antiga, seja soroconversão (QS)

Caso 2 – Primeira sorologia da gravidez negativa

Mulher não imunizada ⇒ em risco.
- *Recomendações de higiene*: carnes cozidas, lavar frutas e legumes, lavagem das mãos, evitar gatos e latrinas de animais…
- *Supervisão mensal*: supervisionar a evolução dos IgG maternos e rastrear uma soroconversão

Caso 3 – Soroconversão para toxoplasmose

Após confirmar a soroconversão:

1. Antes de 28 semanas

Terapêutica
- Espiramicina 9 MUI/dia (3 cp/dia em 3 MUI) até o resultados das coletas fetais

Supervisão mensal
- Clínica e ecográfica (dilatação ventricular posterior, calcificações intracerebrais, líquido ascítico)

Amniocentese
- Realizável após a 18ª semana, com um intervalo de 4 semanas após a data de soroconversão
- Pesquisa do genoma de *Toxoplasma gondii* por CRP
- Inoculação em ratos da centrifugação do líquido amniótico

Diagnóstico pré-natal positivo (CRP+)
⇒ Pirimetamina 50 mg/dia (1 cp/dia) + Sulfadiazina 3 g/dia (2 cp 3×/dia) + ácido folínico (1 g/semana), até o nascimento
⇒ Rovamicina, se intolerância (menos eficaz)
- Supervisão bimestral: hemograma-plaquetas + transaminases
- + Hiper-hidratação alcalina semanal no primeiro mês de tratamento; após, bimestral
- Supervisão ecográfica bimestral em busca de sinais de infecção fetal (a supervisão mensal é reservada aos CRPs negativos):
  – Se sinais ecográficos fetais: equipe multidisciplinar ⇒ discutir aborto indireto (IMG)
  – Se recém-nascido infectado: toxoplasmose congênita ⇒ tratamento com pirimetamina (3 mg/kg a cada 3 dias), Sulfadiazina, ácido folínico (50 mg/kg/dia), 6 meses a 1 ano

Diagnóstico pré-natal negativo (CRP –)
⇒ Espiramicina 9 MUI/dia até o parto
⇒ Ecografia mensal

2. Após 28 semanas

Por causa do risco de passagem transplacentária e de contaminação fetal elevada, não fazer amniocentese:
- Tratamento desde o início por pirimetamina e sulfadiazina até o nascimento
  – + Ácido folínico
  – + Supervisão hemograma-plaquetas, transaminases
  – + Hiper-hidratação alcalina
- Supervisão ecográfica mensal

Caso 4 – Avaliação no parto

1. **Se sorologia negativa durante a gravidez**
   Sorodiagnóstico na mãe no estado puerperal + sorologia no cordão

2. **Se soroconversão durante a gravidez**
   (Quaisquer que sejam a data da soroconverão e o resultado do diagnóstico pré-natal, se houver)
   Na mãe no parto
   - Sangue da mãe: IgG, IgM, IgA
   - Enviar placenta completa sem conservação à parasitologia para exame parasitológico e inoculação em ratos

   Na criança
   - Avaliação no nascimento do sangue do cordão: IgG, IgM, IgA
   - Avaliação no período neonatal:
     - Sangue da criança coletado entre D4 e D10
     - LCR ([líquido cefalorraquidiano], em caso de sinal de lesão neurológica, corioretinite, calcificações cerebrais)
     - Hemograma
     - Fundo de olho (corioretinite...)
     - Radiografia do crânio + eco transfontanelar: dilatação ventricular, calcificações
     - *Scanner* cerebral
   - Exame clínico completo, principalmente neurológico; discutir PL (IgM específico, hipoalbuminemia CRP, hiperproteinorraquia)

   Tratamento da criança
   - Pirimetamina 1 mg/kg a cada 3 ou 4 dias + sulfadiazina 75 a 100 mg/kg/dia em 2 tomadas + ácido folínico
   - Ou: pirimetamina + sulfadoxine (Fansidar®) + ácido folínico
   - Com acompanhamento hemograma-plaquetas

   Supervisão da criança
   - Para criança nascida de mãe que tenha apresentado uma soroconversão para toxoplasmose durante a gravidez: supervisão mínima de 1 ano (sorologias e consulta entre D15 e 2 meses; após, aos 3, 6, 9 e 12 meses)
   - Criança que tenha apresentado sinais biológicos de toxoplasmose congênita: supervisão além do primeiro ano

Diagnóstico de toxoplasmose congênita do recém-nascido

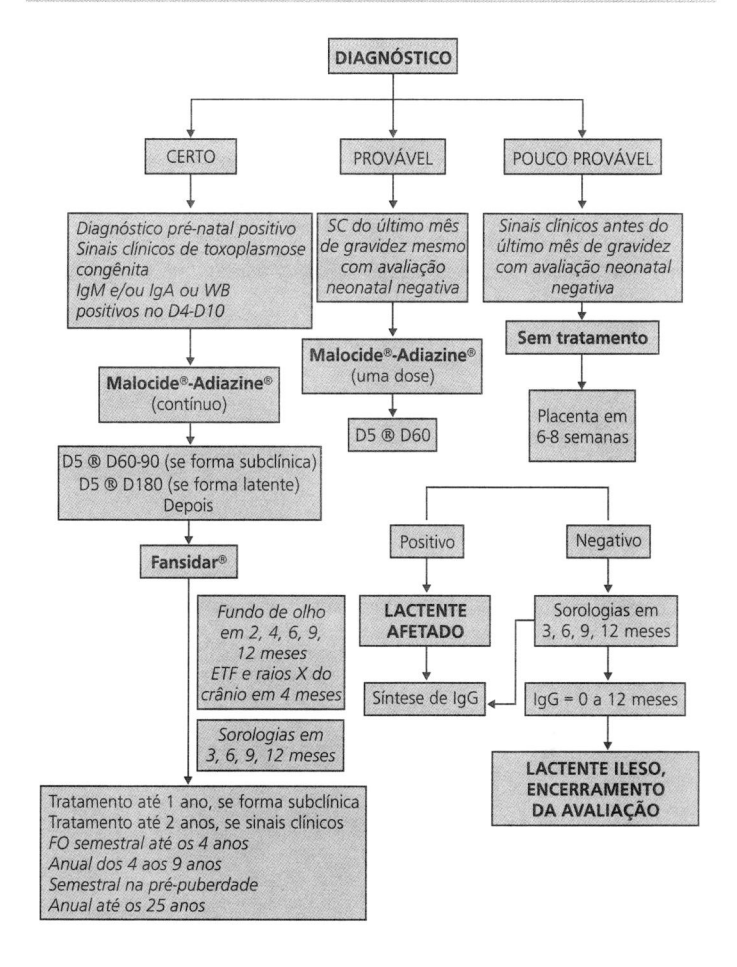

```
                          ┌─────────────┐
                          │ DIAGNÓSTICO │
                          └─────────────┘
              ┌───────────────┼───────────────┐
         ┌────────┐      ┌──────────┐    ┌───────────────┐
         │ CERTO  │      │ PROVÁVEL │    │ POUCO PROVÁVEL│
         └────────┘      └──────────┘    └───────────────┘
```

- **CERTO**:
  Diagnóstico pré-natal positivo
  Sinais clínicos de toxoplasmose congênita
  IgM e/ou IgA ou WB positivos no D4-D10

  Malocide®-Adiazine® (contínuo)

  D5 ® D60-90 (se forma subclínica)
  D5 ® D180 (se forma latente)
  Depois

  Fansidar®

  Fundo de olho em 2, 4, 6, 9, 12 meses
  ETF e raios X do crânio em 4 meses

  Sorologias em 3, 6, 9, 12 meses

  Tratamento até 1 ano, se forma subclínica
  Tratamento até 2 anos, se sinais clínicos
  FO semestral até os 4 anos
  Anual dos 4 aos 9 anos
  Semestral na pré-puberdade
  Anual até os 25 anos

- **PROVÁVEL**:
  SC do último mês de gravidez mesmo com avaliação neonatal negativa

  Malocide®-Adiazine® (uma dose)

  D5 ® D60

- **POUCO PROVÁVEL**:
  Sinais clínicos antes do último mês de gravidez com avaliação neonatal negativa

  Sem tratamento

  Placenta em 6-8 semanas

  - Positivo → **LACTENTE AFETADO** → Síntese de IgG
  - Negativo → Sorologias em 3, 6, 9, 12 meses → IgG = 0 a 12 meses → **LACTENTE ILESO, ENCERRAMENTO DA AVALIAÇÃO**

Toxoplasmose

57 MEDICAMENTOS E GRAVIDEZ

Informação e aconselhamento sobre os riscos dos diversos agentes durante a gravidez segundo o CRAT *(Centre de Renseignements sur les Agents Tératogènes)*: http:// www.lecrat.org

Medicamentos de risco

Medicamentos comuns que apresentam um risco teratogênico significativo, com possibilidades de diagnóstico pré-natal limitadas.

Medicamentos	Riscos teratogênicos	Conduta a manter
Isotretinoína	No animal e em uso clínico, más-formações predominantes: sistema nervoso central, orelha externa e coração	• Gravidez: contraindicação absoluta • Contracepção rigorosamente acompanhada • Em caso de exposição no início da gravidez, discutir interrupção de gravidez justificada • Na interrupção do tratamento: ⇒ isotretinoína: evitar gravidez no mês seguinte à interrupção do tratamento ⇒ acitretina: evitar gravidez nos 2 anos seguintes à interrupção do tratamento, em razão da acumulação tecidular
Acitretina	Muito menos dados no animal e em uso clínico: algumas más-formações predominantes no nível do esqueleto	

Medicamentos com risco teratogênico e diagnóstico pré-natal possível

Medicamentos	Riscos teratogênicos	Conduta a manter
Lítio	Má-formação cardíaca em cerca de 4 a 8% dos casos (CIV, canal arterial e anomalia de Ebstein)	Em caso de gravidez iniciada sob uso de Lítio ⇒ Diagnóstico pré-natal possível por uma equipe especializada em ecocardiografia fetal a partir de 20 semanas
Certos antiepiléticos: Valproato de sódio, Carbamazepina	Defeitos de fechamento do tubo neural (AFTN) (espinha bífida, mielomeningocele): 1% a 2% dos casos para o valproato de sódio; esse risco parece equivalente para a carbamazepina Além disso, anomalias dos membros e da face são reportadas com o valproato de sódio	⇒ Prevenção por ácido fólico, 2 meses antes e 1 mês depois da concepção, sem ultrapassar 5 mg/24 h ⇒ Diagnóstico pré-natal por ecografias do tubo neural, eventualmente, alfafetoproteína materna sanguínea

Medicamentos	Riscos teratogênicos	Conduta a manter
Anticoagulantes orais	Síndrome do warfarin fetal em 4 a 6% dos casos: dismorfia facial (ossos próprios do nariz hipoplásicos ou ausentes), hipoplasia das últimas falanges das mãos e dos pés, calcificações ósseas, atresias de coanas infrequentes Período de risco estimado entre 6 e 9 semanas até 12 semanas Anomalias cerebrais em cerca de 2% dos casos para as exposições durante os 2° e/ou 3° trimestre (hidrocefalias, microcefalias, atrofia ótica)	Ecografia dos ossos da face (ossos próprios do nariz), esqueleto, cérebro IRM cerebral fetal em decorrência do período de exposição e dos resultados da ecografia ⇒ A partir do diagnóstico da gravidez, tratamento por heparina durante toda a gravidez, se a eficácia for comparável Esse tratamento é imperativo para o parto
Anticancerígenos, radioterapia	Os medicamentos anticancerígenos são de natureza clínica diversa e possuem mecanismos de ação diferentes; sua incidência durante a gravidez, portanto, é variável. A indicação dos anticancerígenos e/ou da radioterapia traz o problema da avaliação da relação risco/benefício que só pode ser estudada caso a caso	

Medicamentos de risco fetal e/ou neonatal

Medicamentos	Riscos fetais e/ou neonatais relacionados	Conduta a manter
Anti-inflamatórios não esteroides (AINES) Inibidores de COX-2	*Toxicidade de classe: diz respeito a todos os AINES* Morte *in utero*, depressão respiratória e insuficiência cardíaca direita neonatais por hipertensão arterial pulmonar e fechamento prematuro do canal arterial Oligoâmnio, oligúria e mesmo insuficiência renal definitiva no recém-nascido por toxicidade renal fetal Risco hemorrágico: por modificação da agregação plaquetária	Contraindicação absoluta desde o 6° mês, mesmo em tomada curta, e prevenir a automedicação Evitar qualquer tomada crônica no 2° trimestre (mesmo para a espondiloartrose anquilosante) Em caso de prescrição para uma situação obstétrica particular sem alternativa, supervisão fetal especializada: eco Doppler (função cardíaca, espessura do miocárdio, válvula tricúspide, canal arterial, diurese) Fora essas situações obstétricas excepcionais, não há nenhuma justificativa para prescrever esse tipo de medicamento perigoso durante a gravidez

(Continua)

Medicamentos	Riscos fetais e/ou neonatais relacionados	Conduta a manter
Inibidores da enzima de conversão da angiotensina (IEC: captopril, enalapril) **Antagonistas dos receptores da angiotensina II** (losartan)	*Toxicidade de classe que diz respeito a todos esses medicamentos*: mecanismo de ação comum evocado (hemodinâmico) Oligoâmnio, oligúria e mesmo insuficiência renal Alguns casos de anomalias de ossificação dos ossos do crânio	Contraindicação nos 2° e 3° trimestres Em caso de gravidez em uma mulher tratada: tratamento o mais rápido possível com outro anti-hipertensivo (a diurese fetal começa próximo à 10-12ª semana de vida embrionária)
Antituberculosos indutores enzimáticos: rifampicina **Anticonvulsivantes indutores enzimáticos:** fenobarbital, carbamazepina, primidona, fenitoína	Síndrome hemorrágica precoce durante o trabalho e/ou nas primeiras 24 h de vida por deficiência de vitamina K Anomalias do balanço fosfocálcico por deficiência de vitamina D Para fenobarbital e primidona: sonolência, hipotonia, dificuldades de sucção e síndrome de abstinência não comum	Para a mãe: vitamina K1 (20 mg/dia), por via oral, no último mês da gravidez e vitamina D sob forma de vitamina D2: ergocalciferol 1.000 a 1.500 UI/dia no último trimestre da gravidez Para o recém-nascido: vitamina K1 no nascimento (posologia "criança em risco") Para fenobarbital e primidona: dosagens no sangue do cordão
Anticonvulsivantes não indutores enzimáticos hepáticos: ácido valproico	Não indutor enzimático (sem ação sobre o metabolismo das vitaminas D e K) Mais risco de trombocitopenia, de diminuição da agregação plaquetária, do fibrinogênio e dos fatores de coagulação	Dosagem do fibrinogênio, TCK, contagem plaquetária da mãe antes do parto e do recém-nascido no nascimento Evitar um parto traumático
Neurolépticos: Fenotiazinas: clorpromazina Butirofenonas: haloperidol **Antiparkinsonianos frequentemente associados:** Triexafenidil, tropatepina	Síndrome extrapiramidal, mas com clínica diferente da do adulto: distonia, raramente opistótonos Intoxicação atropínica para as fenotiazinas, aumentada pelos antiparkinsonianos: taquicardia, retenção urinária, hiperexcitabilidade; raramente: retardo da emissão do mecônio, distensão abdominal, síndrome do pequeno cólon esquerdo	Para todos os psicotrópicos: possibilidade de prevenir ou diminuir a toxicidade no recém-nascido por uma monoterapia, quando esta é possível, ou uma diminuição das posologias maternas, bastante progressiva durante os dois últimos meses de gravidez, evitando uma interrupção brutal e com apoio psicoterápico (+++) Programar o acolhimento do recém-nascido pela equipe pediátrica

Medicamentos	Riscos fetais e/ou neonatais relacionados	Conduta a manter
Antidepressivos: 1 Imipramínicos, do tipo clomipramina 2 IRS: fluoxetina e derivados **Benzodiazepinas** 1 Grupo de eliminação lenta: diazepam 2 Grupo de eliminação intermediária: oxazepam	Imipramínicos: depressão respiratória sem anomalia da radiografia pulmonar (polipneia, respiração irregular), acidose possível Intoxicação atropínica, hiperexcitabilidade no primeiro plano IRS: depressão respiratória, hiperexcitabilidade Pausas respiratórias, hipotonia, hipotermia, dificuldades de sucção, má curva ponderal, síndrome de abstinência possível	Para fluoxetina (Prozac): considerar a meia-vida de eliminação longa do princípio ativo e de seu metabólito Evitar a automedicação materna pelas benzodiazepinas e evitar a prolongação dos tratamentos
Betabloqueadores: acebutolol, atenolol, labetalol, metroprolol, oxprenolol, propranolol	Boa passagem placentária Persistência do efeito betabloqueador vários dias após o nascimento Em geral, sem consequência clínica maior: hipoglicemia, bradicardia Raramente: insuficiência cardíaca aguda por inadaptação do coração ao esforço Fatores de risco pouco conhecidos (parto difícil, sofrimento fetal agudo associado...) Riscos possíveis *igualmente com as formas locais* (colírios)	Programar o acolhimento do recém-nascido pela equipe pediátrica Supervisão dos primeiros dias: glicemia, coração, capacidade de taquicardia com estimulação Em caso de falência cardíaca, evitar a infusão de volume, devido ao risco de edema pulmonar: glucagon, ou mesmo isoprenalina em dose alta

Classe de medicamentos que não trazem problemas maiores durante a gravidez

1. Antibióticos

Em princípio, nenhum antibiótico é formalmente contraindicado durante uma gravidez, pois a prioridade se torna o benefício materno atingido.
- Coloração dos dentes de leite com as ciclinas (quando o tratamento tenha sido feito após 14 semanas)
- Risco de lesão cocleovestibular com a estreptomicina e a canamicina (nenhum efeito auditivo foi descrito para os outros aminosidos, em particular a gentamicina)

- Riscos de icterícia com as sulfomanidas: não são relevantes
- Riscos de lesões articulares transplacentárias pelos quinolonas (fluoradas ou não), teóricos no ser humano

2. Tratamentos hormonais

Riscos de virilização do feto de sexo feminino: derivados da testosterona ou doses muito fortes de progestogênicos androgênicos (danazol ou 500 mg de derivados 19-nor) durante o período de diferenciação sexual.

3. Vacinas

Qualquer prevenção vacinal necessária para uma mulher grávida deve ser feita quando não se pode afastá-la do risco de contaminação.

Vacinas	Administração durante a gravidez
Hepatite B	Sim
Gripe	Sim
Meningococo	Sim
Poliomielite inativada	Sim
Raiva	Sim
Tétano	Sim
BCG	Não
Cólera	Não (inocuidade não determinada)
Hepatite A	Não (inocuidade não determinada)
Encefalite japonesa	Não
Sarampo	Não
Rubéola	Não (vacinação após o parto, sob contracepção)
Difteria	Não (reações febris importantes), possível se indicação
Febre tifoide	Não (inocuidade não determinada)
Varicela	Não
Coqueluche	Não (reações febris importantes), mas propor na saída da maternidade
Febre amarela	Evitar, exceto em caso de risco elevado

Atualização do calendário vacinal disponível no *site* do Institut national de veille sanitaire (www.invs.sante.fr/beh)

58 VERSÃO POR MANOBRA EXTERNA

1. Indicação
Bebê pélvico a partir de 36 semanas.

2. Contraindicações
- Recusa da paciente apesar da informação (+++)
- Placenta prévia
- RCIU
- Sorologia HIV+
- Sorologia hepatite C + com CRP +
- Tratamento anticoagulante
- Hipertensão arterial (HTA) grave (risco de HRP)
- Anomalias do RCF
- Contraindicação à via baixa
- Útero cicatricial
- Má-formação uterina (útero bicorno, parede...)
- Ruptura prematura das membranas

3. Execução
- Programação entre 36 e 37 semanas idealmente, mas pode ser realizada depois, se não feita antes (sem limite de idade gestacional)
- *Informação da paciente* (técnica, benefícios e riscos associados +++)
- *Verificações preliminares*: verificação por ecografia da apresentação, vitalidade fetal, biometria fetal (para eliminar um RCIU), do índice amniótico e da localização placentária
- *Tentativa de versão por manobra externa por um obstetra*:
  - Bexiga vazia
  - Salbutamol® 1 supositório 30 min antes, a fim de obter um bom relaxamento uterino
  - Registro do RCF durante 30 min antes da versão
  - Técnica
    - Mobilização do polo inferior para o alto
    - Rotação mobilizando o polo inferior e acompanhando o polo superior do feto, aplicando uma pressão contínua prioritária sobre o polo inferior em direção às costas
    - Verificação regular por ecografia da atividade cardíaca durante a manobra e verificação do sucesso no fim da versão
  - Controle do RCF durante 30 min logo após a versão
- Rever sistematicamente a paciente no dia seguinte para verificação da apresentação fetal clínica ± ecográfica, registro de 30 min do RCF e realização de um teste de Kleihauer
- Se sucesso: programar a visita do 9º mês, em 10 dias, para verificar a apresentação

- Se fracasso:
    - Fazer biometria fetal, se não feita preliminarmente
    - Pelvimetria escanográfica ou radiopelvimetria
    - Decidir o modo de parto, confrontando as medidas da bacia e a biometria fetal, idealmente em conjunto
    - Programar visita do 9º mês, em 10 dias

NOTA: existem outras técnicas (pontos indianos, acupuntura...), mas são baseadas em poucos dados científicos.

59 APRESENTAÇÃO PÉLVICA

Revisão

2 a 4% dos partos.
Discutir com a mulher e seu cônjuge ⇔ Informação e consentimento esclarecido.
Encorajar versão por manobra externa entre 36 e 37 semanas (+++).
Sem prova científica para realizar sistematicamente uma cesariana em caso de apresentação pélvica.

Contraindicações à via baixa

Contraindicações absolutas:
- Pélvis patológica, para um dos valores:
  - PRP (promontorretropúbico) < 10,5 cm
  - TM < 12 cm
  - Diâmetro biciático < 9,5 cm
- Macrossomia
  - EPF (peso fetal estimado) > 4.000 g
  - BIP (diâmetro biparietal) > 98 mm
- Deflexão cefálica permanente
- RCIU desarmônico < percentil 3
- Desejo do casal

Contraindicações relativas (para alguns):
- Útero cicatricial
- Prematuridade < 32 semanas
- Bebê pélvico completo, em particular para a primípara
- Ruptura da bolsa d'água > 12 h
- Apresentação pélvica descoberta durante o trabalho

Conduta a seguir

1. Indução do trabalho de parto

Possível, sob condições:
- Condições locais favoráveis (Bishop ≥ 6)
- Uma indicação médica

2. Conduta do trabalho de parto

"Boa dilatação = bom parto pélvico" (Lacomme)
- Chefe da equipe avisado a partir da entrada na sala de trabalho de parto
- Deixar entrar em trabalho de parto espontaneamente
- Peridural recomendada (em razão da possibilidade de manobras obstétricas)
- Sem ruptura precoce das membranas: a mais tardia possível (em virtude da dinâmica uterina)
- Utilização de ocitocina:
  - Com dilatação completa
  - Ou, em caso de parada da dilatação, relacionada com uma hipocinesia de frequência ou de intensidade ⇒ progressão da dilatação de 1 cm/h

3. **Indicações de cesariana durante o trabalho de parto**
    - Anomalias do RCF
    - Parada da dilatação mesmo após 1 h de perfusão de ocitocina
    - Dificuldade para atingir a dilatação completa
    - Parada da dilatação por 1 h com dilatação completa
    - Déficit de progressão espontânea do feto até o períneo

4. **No parto**
    - Equipe completa: obstetra, pediatra e anestesista presentes
    - Fórceps sobre a mesa de parto
    - Trinitrato de glicerina (nitroglicerina) na sala
    - Ocitocina
    - Instalação no início dos esforços expulsivos
    - Episiotomia não sistemática, segundo avaliação do médico
    - Expulsão espontânea do tipo Vermeulin, ou pegada pelas ancas na liberação das pontas das omoplatas com dupla rotação axial (Lovset) seguida de Manobra de Bracht
    - Sem parto dirigido
    - RU fácil (má-formação uterina), mas não sistemática

Trinitrato de glicerina (nitroglicerina)
- Ampola de 5 mg em 5 mL (1 mg/mL)
- Diluição em 100 µg/mL (preencher 1 mL na seringa de 10 mL, completar com 9 mL de soro fisiológico)
- Em caso de retração uterina, *bolus* de 100 µg
- Se o relaxamento não for obtido, realizar *bolus* complementares de 100 µg
- Efeitos secundários: hipotensão, cefaleia

60. Interpretação do Ritmo Cardíaco Fetal e Asfixia Fetal

Objetivo
O registro do ritmo cardíaco fetal tem como objetivo detectar hipóxia neonatal e evitar a ocorrência de asfixia fetal e suas consequências (acidose metabólica, encefalopatia pós-anóxica, morte perinatal).

Os quatro critérios de análise do RCF

- A frequência (ou ritmo) cardíaca de base avaliada em um período de 10 min
- A variabilidade: trata-se da diferença entre a frequência mais alta e a mais baixa (excetuadas as acelerações e desacelerações) em um período de 10 min
- As acelerações: trata-se do aumento da frequência cardíaca, frequentemente em resposta aos movimentos fetais ou a contração uterina, de mais de 15 bpm acima da linha de base, durante mais de 15 segundos e < que 2 min. Além de 2 min, trata-se de uma aceleração prolongada e, além de 10 min, de uma mudança da frequência de base
- As desacelerações ou reduções: trata-se de uma diminuição de mais de 15 bpm abaixo da linha de base, durante mais de 15 segundos e < que 2 min. Além de 2 min, trata-se de uma desaceleração prolongada e, além de 10 min, de uma mudança da frequência de base
- Existem diferentes tipos de desacelerações que são definidos em razão de sua morfologia, profundidade, duração, cronologia com relação às contrações uterinas (*cf.* infra)

O ritmo cardíaco fetal normal

- A frequência cardíaca de base situa-se entre 110 e 160 bpm
- A variabilidade é compreendida entre 5 e 25 bpm
- O ritmo é reativo: há pelo menos 2 acelerações por período de 30 min
- Não há desaceleração

→ **Particularidades do RCF no prematuro**
- A frequência cardíaca de base é ligeiramente mais elevada. A frequência diminui ao longo da gravidez devido à maturação progressiva do sistema parassimpático. Ela é, então, mais elevada conforme mais jovem é o feto
- A variabilidade é menor, mas ainda > 2 bpm
- As acelerações são de mais baixa amplitude (norma > 10 bpm) e de mais curta duração (norma > 10 segundos)
- Desacelerações variáveis esporádicas fisiológicas, geralmente de duração bem curta, são possíveis

As anomalias do ritmo cardíaco fetal

1. Anomalias da frequência
- Bradicardia: frequência cardíaca < 110 bpm, durante mais de 10 min

- Uma bradicardia permanente, frequentemente compreendida entre 100 e 110 bpm, pode ser secundária a medicamento materno ou ser fisiológica (nesse caso, os outros critérios de análise do RCF são normais)
- Uma bradicardia que inicia abruptamente é sinal de uma hipóxia fetal maior: compressão do cordão, hematoma retroplacentário, ruptura uterina...

■ Taquicardia: frequência cardíaca > 160 bpm, durante mais de 10 min
- Uma taquicardia permanente pode corresponder a uma agitação fetal (sequência de acelerações), a uma infecção materno-fetal ou medicamento materno...
- Após uma redução, pode-se observar uma taquicardia compensatória, que não é prejudicial, se for de duração proporcional à agressão

2. Anomalia da variabilidade

■ Variabilidade reduzida:
- Variabilidade reduzida: < 5 bpm e > 2 bpm
- Ritmo constante ou ausência de variabilidade: < 2 bpm
- Ritmo sinusoidal: ausência de variabilidade associada a ondulações regulares e simétricas da linha de base
- Ritmo pseudossinusoidal: ondulações assimétricas de menor amplitude, com uma frequência superior

Uma variabilidade reduzida associada a uma ou várias outras anomalias do RCF é associada a um forte risco de acidose fetal.

Uma variabilidade diminuída pode ser fisiológica quando a diminuição é isolada (todos os outros critérios são normais) ou durante períodos de sono (duração máxima de 40 min).

Uma variabilidade reduzida pode ser secundária ao uso de medicamento (benzodiazepinas, morfina, corticoterapia pré-natal durante 48 h).

Um ritmo sinusoidal pode atestar uma anemia fetal ou, mais raramente, uma hipóxia grave (ondulações de amplitude > 20 bpm em uma frequência de 1 a 2 ciclos/min). Como o ritmo pseudossinusoidal, ele poderia igualmente corresponder a movimentos de sucção do feto (visível em ecografia e de duração < 30 min).

■ Variabilidade aumentada
- Ritmo saltatório: > 25 bpm
- É de difícil interpretação e pode ser em consequência:
  ● Movimentos fetais intensos (sinal de boa vitalidade)
  ● Um princípio de hipóxia

3. Anomalia da reatividade

O ritmo não reativo (ausência de aceleração espontânea ou estimulada) é um sinal desfavorável a considerar em função do contexto e das anomalias do RCF associadas.

4. As desacelerações ou reduções

As desacelerações uniformes são:
- Simétricas
- Progressivas (> 30 segundos entre o início e o ponto mais baixo)
- De amplitude idêntica de uma contração a outra

Elas são precoces, se são "em espelho" da contração uterina (início, ponto mais baixo e fim correspondente). As desacelerações precoces isoladas são de risco muito baixo de acidose fetal. São em decorrência de uma compressão da cabeça do feto no momento da contração.

São tardias, se o ponto mais baixo da desaceleração é atingido mais de 15 segundos após o pico da contração. Encontram-se classicamente quando acontecem contrações em situações de insuficiência placentária crônica (RCIU, pré-eclâmpsia...). São de risco de acidose fetal, ainda mais quando associadas a outras anomalias do RCF (diminuição da variabilidade +++).

5. As desacelerações variáveis (as mais frequentes)

As desacelerações variáveis têm uma descida rápida (< 30 segundos entre o início e o ponto mais baixo) e podem ser classificadas em função de sua morfologia (típica ou atípica) ou de sua duração e amplitude (complicadas ou não complicadas).

As desacelerações variáveis típicas têm uma descida e uma subida rápidas. São precedidas e seguidas de uma aceleração (elevação), e a variabilidade é conservada. A frequência de base é idêntica antes e depois da desaceleração. Traduzem uma compressão funicular.

As desacelerações variáveis atípicas são variáveis em forma, duração, amplitude e posição com relação à contração. Classicamente, são ditas atípicas quando falta um ou mais dos sinais acima, ou quando existe um dos sinais abaixo:
- Perda da aceleração inicial ou final, subida lenta na linha de base
- Aceleração secundária prolongada = taquicardia compensatória, cuja duração é função da anóxia
- Desaceleração bifásica em "W"
- Perda da variabilidade durante a desaceleração
- Frequência de base diferente antes e depois da desaceleração

As desacelerações variáveis atípicas estão associadas a um risco de acidose fetal, ainda mais quando associadas a outras anomalias do RCF.

A gravidade da acidose fetal é proporcional à duração e à amplitude das desacelerações. A redução é moderada (ou não complicada), se sua amplitude é inferior a 60 bpm e sua duração inferior a 60 segundos; e grave (ou complicada), se sua amplitude é superior a 60 bpm e sua duração superior a 60 segundos.

Os métodos de análise do RCF

A análise pode ser visual ou informatizada (sistema Oxford). Em todos os casos, deve considerar a situação clínica associada (RCIU, pré-eclâmpsia, febre materna, trabalho...) ou o uso de medicamentos maternos.
- A análise baseia-se nos critérios e definições anteriormente descritos. No momento, somente a análise visual pode ser utilizada durante o trabalho

- A análise informatizada do RCF (sistema Oxford) tem o objetivo de fornecer uma *análise objetiva* dos parâmetros classicamente estudados visualmente (frequência, variabilidade chamada variabilidade a longo termo [VLT], acelerações e desacelerações > 20 bpm) e de fornecer uma análise mais fina da variabilidade do RCF invisível na análise visual: a variabilidade a curto termo (VCT) e os movimentos fetais

A análise informatizada do RCF não leva em conta batimento a batimento, mas sim períodos (período de 3,75 segundos = 1/16 de min).

- A variabilidade a longo termo (VLT) é um valor objetivo que corresponde à variabilidade visual do RCF, mas é expressa em duração do intervalo R-R (em min). É a diferença em min entre o mais alto e o mais baixo valor dos 16 períodos do minuto estudado. A VLT global do registro é a média da VLT calculada para cada minuto do traço. A VLT pode ser obtida, aproximativamente, multiplicando o valor da VCT por 5,5. A VLT normal é > 30 ms (o equivalente a cerca de 10 bpm). Uma VLT < 30 ms é reduzida, uma VLT < 20 ms é anormal e uma VLT < 15 ms é muito anormal
- A variabilidade a curto termo (VCT) avalia as variações da frequência cardíaca média entre os períodos sucessivos. Matematicamente, a VCT é a média dividida por dois das diferenças sucessivas dos valores do intervalo R-R médio dos períodos sucessivos. Ela se exprime em ms. A VCT média de um traço é calculada após a eliminação das desacelerações, mas não das acelerações. A VCT média normal é de 7,5 ± 3 ms. A VCT é patológica quando é inferior a 4 ms no termo e 3 ms antes de 32 semanas. O risco de acidose é inversamente proporcional à VCT. No termo, uma VCT < 2,6 é altamente patológica

O sistema Oxford inicia a análise após 10 min de registro, e depois a reproduz de 2 em 2 min. Ele propõe que se interrompa o registro se os 7 critérios de Dawes e Redamn são satisfeitos após 30 min de registro:

- A frequência de base é compreendida entre 115 e 160 bpm. Se os outros parâmetros são normais, uma frequência de base ligeiramente superior ou ligeiramente inferior é aceitável
- Ausência de desaceleração
- Existe ao menos um episódio de alta variabilidade (ao menos 5 min entre 6 min consecutivos)
- Todos os episódios de alta variabilidade têm uma VLT > 32 ms
- A VCT é superior a 3 ms
- Ausência de argumento a favor de um padrão sinusoidal
- Existe ao menos um movimento fetal ou três acelerações

Valor diagnóstico da análise visual do RCF

Um RCF normal está associado a uma ausência de acidose neonatal. Não existe falso-negativo. A sensibilidade e o valor preditivo negativo do RCF são excelentes, o que o torna uma boa ferramenta de *screening*.

Um RCF anormal só está associada a uma acidose neonatal em 30% dos casos. Existem numerosos falsos-positivos e em consequência a especificidade e o valor preditivo positivo do RCF são medíocres. O RCF é, por isso, uma má ferramenta de diagnóstico, o que conduziu ao desenvolvimento de ferramentas ditas de 2ª linha, como o pH capilar de escalpo fetal, a oximetria de pulso (SpO_2) ou a análise do segmento ST do ECG fetal (STAN).

A partir das definições anteriores, classificações do RCF durante o trabalho de parto foram estabelecidas para melhorar o valor diagnóstico do RCF. Na França, as classificações mais utilizadas são as do *Collège des gynécologues obstétriciens français* (CNGOF) publicadas em 2007 (disponíveis no *site*) e da Féderation internationale des gynécologues obstétriciens (FIGO) publicadas em 1987 (FIGO. *Guidelines for the use of fetal monitoring*. Int J. ObstetGynecol 1987;25:159-167), que são comumente utilizadas pelas equipes que tenham escolhido o STAN como meio de 2ª linha.

Classificação do RCF

(RCP 2007, disponível no *site* do CNGOF)

Anomalias com baixo risco de acidose:
- Taquicardia moderada (160-180 bpm)
- Bradicardia moderada (100-110 bpm)
- Variabilidade mínima ($\leq$ 5 bpm) durante menos de 40 min
- Desacelerações precoces
- Desacelerações prolongadas inferiores a 3 min
- Desacelerações variáveis típicas não graves

Acelerações e variabilidade normais são tranquilizantes.

Anomalias com risco de acidose:
- Taquicardia > 180 bpm isolada
- Bradicardia entre 90-100 bpm isolada
- Variabilidade mínima ($\leq$ 5 bpm) mais de 40 min
- Variabilidade marcada (> 25 bpm)
- Desacelerações variáveis atípicas e/ou graves
- Desacelerações tardias não repetidas
- Desacelerações prolongadas de mais de 3 min

São ainda mais suspeitos de acidose quando há: perda das acelerações, variabilidade 5 bpm, associações de diversas anomalias, persistência das anomalias inferiores, agravamento das desacelerações (amplitude, atipias).

Anomalias com risco considerável de acidose:
- Variabilidade mínima ($\leq$ 5 bpm) ou ausência inexplicada mais de 60 a 90 min
- Ritmo sinusoidal verdadeiro de mais de 10 min (raro)
- Reduções tardias repetidas ou reduções prolongadas repetidas ou reduções variáveis repetidas e acelerações ausentes
- Reduções tardias repetidas ou reduções prolongadas repetidas ou reduções variáveis repetidas e variabilidade mínima ($\leq$ 5 bpm)

Anomalias com risco maior de acidose:
- Bradicardia persistente e variabilidade ausente
- Bradicardia grave súbita (< 90 bpm)
- Taquicardia progressiva, variabilidade mínima, perda das acelerações seguida de desacelerações (sequência de Hon)
- Desacelerações tardias repetidas e variabilidade ausente
- Desacelerações variáveis repetidas e variabilidade ausente
- Desacelerações prolongadas repetidas e variabilidade ausente

Classificação FIGO

	Frequência cardíaca de base	Variabilidade/ Reatividade	Desacelerações
Traço normal	110-150 bpm	Acelerações 5-25 bpm	Desacelerações uniformes precoces Desacelerações variáveis não complicadas de uma duração < 60 s e diminuição < 60 batimentos
Traço intermediário	100-110 bpm 150-170 bpm curto episódio de bradicardia (< 100 bpm durante ≤ 3 min)	> 25 bpm (perfil saltatório) < 5 bpm > 40 min sem acelerações	Desacelerações variáveis não complicadas de uma duração < 60 s e diminuição de > 60 batimentos
	A associação de diversas observações intermediárias tem como resultado um traço patológico		
Traço patológico	150-170 bpm e variabilidade reduzida > 170 bpm bradicardia persistente (< 100 bpm durante < 3 min)	< 5 bpm durante > 60 min traço sinusoidal	Desacelerações variáveis complicadas de uma duração > 60 s Desacelerações uniformes tardias repetidas
Traço pré-terminal	Ausência total de variabilidade (< 2 bpm) e de reatividade com ou sem desacelerações ou bradicardia		

(FIGO. Guidelines for the use of fetal monitoring. Int J Obstet Gynecol 1987; 25: 59–167)

61 ÚTERO CICATRICIAL

Revisão

Mortalidade neonatal: 5,5% em caso de ruptura uterina vs. 0,5% na ausência de ruptura.
Risco de ruptura uterina no útero cicatricial:
- Se trabalho espontâneo, prevalência = 1,5 a 6%.
- Se indução por ocitocina, prevalência = 5,4 a 7,7%.
- Se indução por prostaglandinas, prevalência = 6,8 a 24,5%.
- Ainda mais acentuado em caso de associação sucessiva de prostaglandinas e ocitocina.

Risco de ruptura uterina nas mulheres que tenham antecedente de cesariana e um parto por via baixa: 5 vezes menor [OR = 0,2 (0,04-1,8)] vs. mulheres que nunca tiveram parto por via baixa.
Risco de ruptura uterina e intervalo de gravidez: se intervalo entre as gestações ≤ 18 meses, RR 3.
Sem prova suficiente da eficácia da medida ecográfica de espessura do segmento inferior.

Exploração durante a gravidez

1. **Analisar as condições da primeira cesariana**
   - Relatório operatório:
     - Motivo da indicação de cesariana: desproporção feto-pélvica, indicação médica (hipertensão arterial...), fetal (RCIU...), obstétrica (placenta baixa...)
     - Caráter reproduzível ou não dessa indicação
     - Momento da cesariana: quanto mais precoce a idade gestacional, mais a incisão será corpórea e não segmentar
     - Tipo de histerotomia: uma cicatriz corporal (principalmente no caso de cesariana com idade gestacional muito precoce, com segmento inferior não ampliado, no caso de placenta anterior baixa ou de apresentação transversa) ou uma extensão corpórea de uma cicatriz segmentária
   - Complicações da intervenção: hemorrágica ou não, infecção ou não, abscesso, pós-operatório...
   - Intervalo entre as gestações: garantia parcial de solidez da cicatriz

2. **Avaliar a qualidade da cicatriz uterina**
   - Análise de antecedentes: natureza das cicatrizes (miomectomias, perfuração, ressecção do corno uterino, histeroplastia)

3. **Avaliar as condições obstétricas**
   - Avaliação fetopélvica (biometrias fetais, bacia)

4. **Investigar placenta acreta (se placenta prévia)**
   ⇒ **Avaliação sistemática de um obstetra**
   ⇒ **Registrar no dossiê a conduta a manter após discussão e informação da paciente**

Conduta prática durante o trabalho de parto

1. **Indicações específicas de cesariana sistemática**
   - Miomectomia por celioscopia
   - Polimiomectomia
   - Útero pluricicatricial
   - Cesariana corporal
   - Antecedente de ruptura uterina
   - Feto pélvico (a discutir caso a caso)

2. **Indução**
   - Indução por ocitocina
   - Pode ser precedida por uma maturação cervical:
     - Por sonda de Foley, preenchida com 50 cc de soro fisiológico, deixada durante 12 h
     - (Prostaglandinas não recomendadas: "A indução artificial do trabalho segue sendo uma operação razoável, evitando utilizar as prostaglandinas, a fim de minimizar o risco de ruptura uterina", RPC HAS 2008)

3. **Durante o trabalho**
   - Analgesia peridural não contraindicada
   - Utilização de Sintocinon. A utilização de uma tocografia interna não é sistemática na ausência de parada da dilatação
   - Trabalho de parto < 12 h
   - Duração da expulsão < 30 min
   - Revisão uterina em caso de anomalias do RCF durante o trabalho, de metrorragias em fase de expulsão, de hemorragia do pós-parto, ou de dores persistentes
   - Em caso de simples deiscência da cicatriz, nenhuma atitude é necessária; em caso de ruptura uterina, considerar uma reparação por via vaginal ou por laparotomia (de acordo com o caso).

62 Procidência do Cordão

1. Prevenir a procidência

Antes de uma ruptura artificial das membranas, é importante certificar-se da ausência de procúbito do cordão. Ela deve-se efetuar em uma apresentação bem encaixada. A ruptura das membranas deverá ser prudente, em caso de excesso de líquido amniótico, e eventualmente ser realizada com espéculo com ajuda de uma agulha.

2. Reconhecer a procidência

O diagnóstico é evocado diante de uma redução prolongada ou até uma bradicardia, ou frente à constatação fortuita do cordão na vagina ou no exterior. O diagnóstico é ainda mais facilmente evocado, quando as anomalias do RCF aparecem em seguida a uma ruptura espontânea ou artificial das membranas.

O diagnóstico é dado durante o toque vaginal, que permite apalpar um segmento de cordão na vagina, sob a forma de um cordão turgescente pulsátil, síncrono ao pulso fetal, situado antes da apresentação.

3. Avaliar a vitalidade fetal

É importante, então, avaliar a vitalidade fetal, sem atrasar a realização de uma cesariana:
- Batimentos do cordão
- Registro do ritmo cardíaco fetal

Se o diagnóstico é dado na admissão de uma paciente que consulta por uma ruptura espontânea, será conveniente verificar por ecografia a atividade cardíaca fetal.

4. Escolher a via de parto

A conduta a manter é em virtude do estado fetal, do grau de dilatação e do tipo de apresentação:
- Se a criança está viva, o parto por vias naturais só pode ser concebido, se a dilatação estiver completa e a expulsão iniciada em uma multípara. O parto por via vaginal pode igualmente ser considerado no caso de apresentação de feto pélvico com dilatação completa na ausência de anomalias do RCF
- Se a criança está morta ou inviável, o parto por via baixa será privilegiado

Em todas as outras situações com criança viva, uma cesariana se impõe com urgência.

5. Atitudes a realizar em vista de uma cesariana

- Atitudes a realizar imediatamente:
  - Se a apresentação é alta, tentar, sem forçar e sem atrasar, a preparação de uma cesariana; conter o segmento do cordão
  - Proceder à contenção manual da apresentação (e não do cordão). A contenção da apresentação deverá ser mantida até a extração fetal por cesariana
  - Aplicação de uma sonda vesical com eventualmente um preenchimento por soro, permitindo conter transitoriamente a apresentação. Antes da histerotomia, fazer a desclampagem da sonda

- Ao mesmo tempo:
  - Convocar um anestesista com urgência, bem como o resto da equipe obstetrícia e o pediatra de risco
  - Transferência urgente para o bloco cirúrgico
  - Preparar uma mesa para a cesariana de urgência

63 Ruptura Prematura da Bolsa D'Água no Termo

A ruptura prematura de membranas (RPM) define-se como uma ruptura ocorrida antes da entrada espontânea em trabalho.

Hospitalização em unidade obstétrica

1. Clínica
   - Análise do dossiê
   - MAF, CU, características do LA (cor, abundância, quantidade)
   - T°, TA, pulso
   - Toque vaginal

2. Explorações
   - Se dúvida de diagnóstico: teste de *screening* (Actim Prom Test Amnisure...)
   - ERCF
   - Avaliação pré-operatória: hemograma, NFS, TP, TCA, RAI, fibrinogênio (grupo sanguíneo e fator Rh, se não feito anteriormente)
   - Pesquisa de infecção: PV, CRP

3. Estratégia de atendimento
   - Antibioticoterapia a iniciar após 12 h de ruptura:
     - Amoxicilina 1 g/8 h antes do trabalho
     - Amoxicilina 1 g/4 h durante o trabalho
     - Se alergia: clindamicina 600 mg/8 h
   - Em caso de CRP elevada ou sinais claros de corioamnionite: a indução será iniciada a partir da admissão
   - Se identificação de estreptococo do grupo B na coleta vaginal (PV) de final de gravidez ou na admissão, a antibioticoterapia será iniciada imediatamente, e a indução iniciada em caso de condições locais favoráveis. Na ausência de sinais infecciosos e se a CRP está normal, com condições locais desfavoráveis, 12 h podem ser esperadas para permitir uma entrada em trabalho de parto espontânea
   - Se condições locais favoráveis para uma indução e ausência de entrada em trabalho de parto espontâneo após 24 h: indução com ocitocina
   - Em caso de condições cervicais desfavoráveis: maturação – indução após 48 h (para certas equipes 72 h) de ruptura, se não entrada em trabalho de parto espontaneamente e na ausência de sinais clínicos e biológicos infecciosos. Utilização de PGE2 intravaginais

4. No pós-parto
   Se ruptura prematura da bolsa d'água > 12 h:
   - Fazer: cultura da placenta, *screening* gástrico
   - Continuar a antibioticoterapia até os resultados da cultura da placenta

64 MATURAÇÃO – INDUÇÃO DO TRABALHO

1. **Indicações médicas**
   - RPM a partir de 36 semanas, ausência de consenso entre 34 semanas e 36 semanas
   - RPM no termo (*cf.* Capítulo 63)
   - Gravidez prolongada (acima de 41 semanas + 5 dias)
   - Patologia materna indicando o nascimento sem contraindicar o parto por via vaginal
   - Patologia fetal que necessite o término da gravidez sem contraindicar o parto por via vaginal (interrupção do crescimento)
   - Gravidez gemelar a partir de 38 semanas, se colo favorável (não ultrapassar 39 semanas + 6 dias)
   - Diabetes insulinodependente anterior à gravidez ou diabetes gestacional mal equilibrado a partir de 38 semanas
   - Colo favorável (escore de Bishop ≥ 6) em uma paciente que more longe da maternidade ou que tenha um antecedente de parto rápido (termo ≥ 39 semanas e consentimento da paciente)

   NOTA: o diabetes gestacional bem equilibrado, a hipertensão arterial isolada e a proteinúria isolada não são indicações de indução.

2. **Indicações não médicas**
   Só pode ser considerada, se as seguintes condições estiverem juntas:
   - Útero não cicatricial
   - Idade gestacional precisa
   - A partir de 39 semanas + 0 dia (273 dias)
   - Colo favorável: escore de Bishop > 6
   - Pedido ou consentimento da paciente bem informada

3. **Decisão e escolha da técnica**
   Deve levar em conta elementos do dossiê obstétrico e médico da parturiente, suas preferências, a indicação e seu caráter urgente ou não, a paridade e o número de partos por via vaginal, o estado do colo (escore de Bishop). Um descolamento das membranas pode ser sugerido quando uma indução sem razão médica urgente é considerada.
   Quando o colo é favorável (Bishop ≥ 6), uma indução por ocitocina poderá ser sugerida.
   Quando o colo é imaturo, os PGE2 por via vaginal serão privilegiados. *A misoprostol não é indicada para esta função*

4. **Técnica de indução por ocitocina**
   ERCF 30 min antes da aplicação do tratamento.
   - Colo favorável
   - 5 UI de ocitocina em 500 mL
   - Administrar a ocitocina com ajuda de uma bomba de perfusão elétrica com válvula antirrefluxo ou de uma seringa elétrica com válvula antirrefluxo
   - Começar com 2,5 miliunidades por minuto; aumentar progressivamente a dose a cada 20 ou 30 min. É preciso empregar a dose de ocitocina mínima visando obter no máximo três a quatro contrações a cada 10 min

- A dose máxima recomendada de ocitocina é de 20 miliunidades por minuto. Se doses maiores forem necessárias, não devem de forma alguma exceder 32 miliunidades por minuto
- Amniotomia assim que possível
- Na ocorrência de uma hipercontratilidade uterina, associada a um traço cardiotocográfico patológico, deve-se interromper a perfusão

5. Maturação cervical

- PGE2 intravaginal, seja por Gel de PGE2 – 1 ou 2 mg intravaginal, seja por dispositivo intravaginal de PGE2
- Um monitoramento fetal deve ser realizado imediatamente antes da indução e mantido continuamente durante no mínimo 2 h. Na ausência de anomalia, o monitoramento pode ser em seguida intermitente até o início do trabalho

Gel de PGE2
- Contraindicações:
  - Hipersensibilidade às prostaglandinas
  - Apresentação fetal não cefálica
  - Útero cicatricial
  - Placenta prévia
  - Relativas: glaucoma, asma, problemas renais e/ou hepáticos
- Indicações privilegiadas:
  - Bishop entre 4 e 5
  - RPM
- Posologias:
  - Se dinâmica uterina presente ou grande multípara: PGE2 1 mg no fundo de saco vaginal posterior
  - Se não, PGE2 2 mg no nível do fundo de saco vaginal posterior
- Supervisão:
  - ERCF durante 2 h
  - Reavaliação em 6 h (ERCF + toque vaginal)
  - Passagem da paciente à sala de parto, se anomalias do RCF, hipertonia uterina, Bishop ≥ a 6
- Renovação
  - Máximo 3 géis de 1 mg ou 2 géis de 2 mg
  - Frequência: 1/6 h

PGE2
- Contraindicações:
  - Hipersensibilidade às prostaglandinas
  - Apresentação fetal não cefálica
  - Útero cicatricial
  - Placenta prévia
  - Relativas: glaucoma, asma, problemas renais e/ou hepáticos
- Supervisão:
  - ERCF durante meia hora
  - Reavaliação na H6 (ERCF e toque vaginal)
  - Suspensão do Propess®, se entrada em trabalho, anomalia do RCF, hipercinesia-hipertonia
- Renovação: máximo 2 PGE2

6. Organização

- Verificar o número de induções/maturações/abortos indiretos previstos na sala de parto
- Indicação de uma maturação – indução é sempre validada por um *sênior*
- Avaliação pré-operatória
- Maturações feitas, preferencialmente, na sala de pré-trabalho, ou, na falta, na unidade de gravidez de alto risco

A. Indução em caso de colo moderadamente favorável e/ou RPM

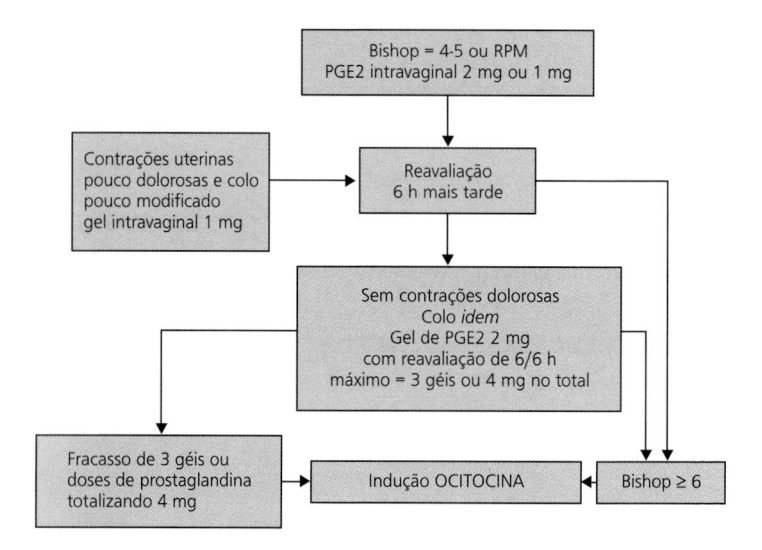

```
                    ┌─────────────────────────────┐
                    │  Bishop = 4-5 ou RPM        │
                    │  PGE2 intravaginal 2 mg ou 1 mg │
                    └──────────────┬──────────────┘
                                   ▼
┌─────────────────────┐   ┌─────────────────────┐
│ Contrações uterinas │   │                     │
│ pouco dolorosas e colo │──▶│    Reavaliação      │
│ pouco modificado    │   │    6 h mais tarde   │
│ gel intravaginal 1 mg│   │                     │
└─────────────────────┘   └──────────┬──────────┘
                                     ▼
                    ┌─────────────────────────────┐
                    │   Sem contrações dolorosas  │
                    │          Colo idem          │
                    │       Gel de PGE2 2 mg      │
                    │  com reavaliação de 6/6 h   │
                    │ máximo = 3 géis ou 4 mg no total │
                    └─────────────────────────────┘
                          │                    │
                          ▼                    ▼
┌──────────────────────┐   ┌──────────────┐   ┌───────────┐
│ Fracasso de 3 géis ou│──▶│   Indução    │◀──│ Bishop ≥ 6│
│ doses de prostaglandina│  │   OCITOCINA  │   └───────────┘
│ totalizando 4 mg     │   └──────────────┘
└──────────────────────┘
```

B. Indução em caso de colo muito desfavorável

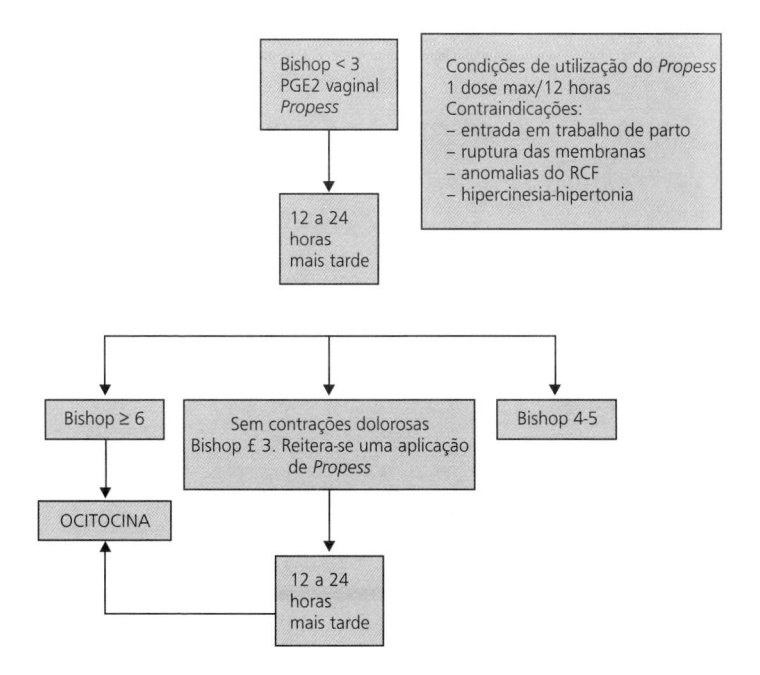

```
┌─────────────────┐     ┌──────────────────────────────────────┐
│ Bishop < 3      │     │ Condições de utilização do Propess   │
│ PGE2 vaginal    │     │ 1 dose max/12 horas                  │
│ Propess         │     │ Contraindicações:                    │
└────────┬────────┘     │  – entrada em trabalho de parto      │
         │              │  – ruptura das membranas             │
         ▼              │  – anomalias do RCF                  │
┌─────────────────┐     │  – hipercinesia-hipertonia           │
│ 12 a 24         │     └──────────────────────────────────────┘
│ horas           │
│ mais tarde      │
└─────────────────┘
```

```
        ┌──────────────────┬──────────────────────────────────┬──────────────────┐
        ▼                  ▼                                  ▼
┌──────────────┐  ┌──────────────────────────────┐   ┌──────────────┐
│ Bishop ≥ 6   │  │ Sem contrações dolorosas     │   │ Bishop 4-5   │
└──────┬───────┘  │ Bishop £ 3. Reitera-se uma   │   └──────────────┘
       ▼          │ aplicação de Propess         │
┌──────────────┐  └──────────────┬───────────────┘
│ OCITOCINA    │                 ▼
└──────▲───────┘         ┌─────────────────┐
       │                 │ 12 a 24         │
       └─────────────────│ horas           │
                         │ mais tarde      │
                         └─────────────────┘
```

65 ATENDIMENTO DE PLACENTA PRÉVIA HEMORRÁGICA

1. **Avaliação rápida do estado materno e fetal: definir o grau de urgência**
   - Avaliação da abundância do sangramento (principalmente por exame com espéculo)
   - Estado hemodinâmico materno (PA, FC)
   - Medida da taxa de hemoglobina
   - Registro cardíaco fetal e tocometria

2. **Avaliação etiológica**
   - Ecografia (abdominal e via vaginal) que permitirá, principalmente, determinar a inserção placentária (marginal, lateral, total). Essa ecografia permitirá também avaliar a vitalidade fetal. Em caso de útero cicatricial e de uma inserção anterior, uma atenção particular será dada ao risco de placenta acreta
   - Sem toque vaginal em caso de suspeita de localização prévia

3. **Explorações complementares**
   - De urgência: grupo, Rh, RAI, hemograma, plaquetas, avaliação de coagulação, teste de Kleihauer
   - ECRF 1/dia

4. **Estratégia terapêutica**
   Será adaptada conforme a abundância dos sangramentos e o nível de urgência:
   - Colocação de um acesso venoso
   - Cesariana de urgência, se hemorragia massiva ou persistente e/ou anomalias do RCF (exceto, se bolsa d'água acessível a uma ruptura permita frequentemente parar o sangramento)
   - Se sem indicação urgente de nascimento:
     - Maturação pulmonar por betametasona, se termo < 34 semanas
     - Repouso não estrito
     - Tocólise por inibidores de canais de cálcio ou atosiban (cf. Capítulo 29, atendimento de uma MAP)
     - Imunoglobulina anti-D, se mulher Rh negativo
     - Suplementação por ferro e vitamina D
     - Só considerar um retorno ao lar (com repouso) após pelo menos cinco dias consecutivos sem metrorragias
   - Programar cesariana com 39 semanas em caso de placenta prévia baixa. Como a distância entre a placenta e o orifício interno do colo pode aumentar com a ampliação do segmento inferior do útero, a localização placentária deverá ser verificada próximo às 36-37 semanas antes de confirmar a indicação
   - O risco aumentado de hemorragia do pós-parto deve conduzir as medidas presenciais de risco no momento da entrada na sala de parto ou no centro cirúrgico (pedido de reserva de sangue, parto dirigido, supervisão aproximada...)

- Indicações de cesariana:
  - Placenta baixa
  - Apresentação não cefálica
  - Procidência do cordão
  - Vasos prévios (ecografia por via vaginal +++)
  - Placenta prévia não baixa hemorrágica apesar da RPM

66 GRAVIDEZ PROLONGADA

1. Supervisão clínica

- Consulta para qualquer gravidez em 41 semanas
- Reverificar o termo (+++) (idealmente verificando a medição de LCC realizada no primeiro trimestre)
- Análise do dossiê (existência de complicações, antecedentes...)
- TA, peso, proteinúria...
- Monitoramento de atividades fetais (MAF)
- Exame clínico com condições obstétricas

2. Explorações

- Monitoramento do ritmo cardíaco fetal
- Ecografia: biometrias com estimativa do peso fetal, quantidade de líquido amniótico, vitalidade fetal (movimentos ativos), Doppler umbilical

3. Estratégia

- Se colo favorável ⇒ indução possível após informação da paciente
- Se diminuição dos movimentos ativos, oligoâmnios (IA < 5), anomalia do RCF (VCT < 6 ms) ou qualquer indicação materna ⇒ **maturação-indução**

Senão

- Informação do casal sobre uma supervisão a cada 48 h (ERCF e controle de LA) até a decisão de provocar o parto (por maturação, indução ou cesariana). Esse parto deve ser provocado frente à menor anomalia dos parâmetros de supervisão e em todos os casos antes de 42 semanas
- Em função dos casos:
  - Colo favorável (Bishop ≥ 6) ⇒ indução por ocitocina + RAM
  - Colo não favorável ⇒ protocolo maturação
  - Colo não favorável + situação que desfavoreça o parto por via baixa (suspeita de desproporção, útero cicatricial) ou necessidade de um parto rápido (aparição de uma complicação materna ou fetal) ⇒ cesariana (*cf.* recomendações CNGOF 2011)

67 Gestação e Parto Gemelar

Supervisão

Gestação gemelar = gestação de risco ⇒ acompanhamento especializado.
Distinguir as gestações **monocoriônicas** (sempre monozigóticas e representando cerca de 20% dos casos) das gestações **dicoriônicas** (que são mais frequentemente dizigóticas) na ecografia de 12 semanas.
O relatório da ecografia de 12 semanas deve imperativamente conter, além das medições do LCC, do BIP e da translucência nucal, um exame que permita confirmar definitivamente a corionicidade.

1. Consultas
   - Consulta obstétrica mensal ao menos
   - Informação específica sobre o *screening* da trissomia 21:
     – Risco aumentado de indicação de punçãocom relação a uma gestação monofetal
     – Risco aumentado de abortos espontâneos
     – A medida da translucência nucal é o melhor marcador de *screening* da trissomia 21 nesses casos
     – Benefício de um diagnóstico precoce e de uma eventual interrupção seletiva precoce

2. Exames laboratoriais

   Similares aos de uma gestação monofetal

3. Acompanhamento ecográfico
   - Se gestação dicoriônica: acompanhamento ecográfico mensal com Doppler e ecografia do colo a partir de 12 semanas
   - Se gestação monocoriônica: acompanhamento ecográfico bimestral, especializado, com estudo Doppler completo (artérias umbilicais, cerebrais, ducto venoso) e ecografia do colo a partir de 12 semanas

4. Supervisão intensificada

   Em virtude dos casos, possibilidade de diminuir os intervalos entre as ecografias em razão da frequência significativa de retardo de crescimento.
   Convocar um centro especializado em caso de suspeita de síndrome transfusortransfundido (STT) de uma gestação monocoriônica.

5. Tratamento
   - Sem tratamento específico para melhor o prognóstico de gemelares, em particular sem modo de combate eficaz contra a prematuridade
   - Centro especializado para o tratamento de complicações específicas das gestações monocoriônicas (STT, transfusão feto-fetal aguda)
   - Para as gestações dicoriônicas, considerar o parto a partir de 38 semanas e antes de 40 semanas na ausência de complicação
   - Para as gestações monocoriônicas diamnióticas, considerar o parto a partir de 36 semanas e antes de 38 semanas + 6 d na ausência de complicação
   - Para as gestações monocoriônicas monoamnióticas, um parto prematuro por cesariana deve ser considerado, frequentemente, por causa do risco de enrolamento dos cordões. Esta deve ser realizada entre 32 e 36 semanas

Parto

1. Princípios
A paciente deve ter informação sobre os riscos da via baixa e da cesariana. É desejável que as mulheres que tenham uma gestação gemelar possam se beneficiar de uma analgesia peridural.

2. Indicações da via de parto
Não é consenso recomendar uma via de parto em detrimento de outra em caso de gestação gemelar, independentemente da idade gestacional, do termo ou da apresentação do feto.
O parto por via baixa deverá ser realizado por um obstetra com experiência em parto gemelar por via baixa.

3. Quando a via baixa é aceita
Durante o trabalho
- Médico alertado desde a chegada da mulher
- Peridural recomendada
- Registrar separadamente os gêmeos
- Perfusão de ocitocina prudente

Para o parto
- Presença de:
  - Dois médicos (um *sênior* e um iniciante)
  - Equipe de anestesia
  - Equipe de enfermagem
  - Equipe de pediatria
  - Aparelho de ecografia
  - Seringa de nitroglicerina preparada (cf. Capítulo 59, Apresentação pélvica)
- Tipos:
  - Quando G1 está coroando: suspensão da ocitocina
  - Proceder ao nascimento do G1
  - Exame imediato da parturiente. Atendimento ativo do parto do G2:
    - G2 não cefálico: grande extração do feto pélvico ou versão grande extração do feto pélvico, se apresentação transversa inicial, se possível com membrana intacta
    - G2 cefálico: de acordo com a experiência da equipe e a altura da apresentação:
      - ou retomada dos esforços expulsivos, a ocitocina e parto em cefálico (equipe não familiarizada com a versão por manobra interna (VMI), apresentação baixa e fixa)
      - ou VMI e grande extração do bebê pélvico (se equipe familiarizada e apresentação alta), se possível começando com membranas intactas
  - Em caso de dificuldade para as manobras, possibilidade de administrar Lenitral para facilitar o relaxamento uterino
- A partir do nascimento 5 ou 10 U de Syntocinon® IVD, atendimento ativo do parto e verificação do globo de segurança; antibioticoprofilaxia, se manobras internas
- Exame macroscópico ± anatomopatológico sistemático das placentas com notificação no dossiê

Criança natimorta antes de 22 semanas

Não há obrigação de declarar o feto ao estado civil. Um certificado médico de parto pode ser emitido pela enfermagem obstétrica ou pelo médico (decreto n° 2008 – 798 de 20 de agosto de 2008). Esse certificado permite ao oficial do estado civil estabelecer um ato de criança sem vida:

- Assim, a inscrição no caderno de registro da família se torna possível, e um caderno de registro da família pode ser emitido se os pais não o têm
- As cerimônias fúnebres serão possíveis
- Reconhecimento simbólico da existência da criança: não modifica em nada a regulamentação quanto aos direitos sociais

O feto deve ser registrado em um caderno dedicado a esse fim com um número de identificação (nome da mãe, data, idade gestacional, peso, sexo se identificável).

Essas disposições não concernem os fetos oriundos de aborto induzido ou de aborto espontâneo < 14 semanas.

Os exames complementares a programar dependem do contexto e dos protocolos de serviço (bacteriologia, anatomopatologia da placenta, cariótipo fetal, radiografia do esqueleto...).

O feto é, em seguida, encaminhado de acordo com a solicitação ao mortuário ou ao serviço de anatomopatologia.

Se um exame anatomopatológico do feto for solicitado, as informações clínicas, a autorização parental e os documentos institucionais devem ser transmitidos ao serviço.

A escolha dos pais para o destino do corpo deve ser definida:

- Atendimento familiar das cerimônias fúnebres
- Corpo confiado ao estabelecimento que prevê uma cremação ou um sepultamento, a respeito dos quais os pais devem receber uma informação clara

Para toda gestação declarada, fornecer aos pais duas cartas no modelo de fim de gestação (para informação à CAF e à CPAM).

Criança natimorta após 22 semanas ou criança nascida viva e viável (> 500 g) e depois morta

1. No centro obstétrico

- As enfermeiras obstétricas preenchem o caderno de parto especificando "natimorto", se houver espaço para isso, fazem a declaração de nascimento e as cotações
- **O certificado médico de criança sem vida deve ser preenchido**
- O corpo é identificado com uma pulseira e pode ser apresentado aos pais, de acordo com sua vontade. Pode ser vestido e conduzido em seguida à câmara mortuária com os documentos necessários citados acima
- O certificado de morte neonatal só é preenchido nos casos em que o bebê nasce vivo e depois morre
- As informações são anotadas no dossiê da paciente, a sequência das formalidades será efetuada no serviço de hospitalização

2. No serviço de hospitalização da paciente

Em caso de pedido de autópsia
- Avisar o serviço que efetua ou organiza as autópsias
- É necessária a autorização escrita da mãe
- A autorização administrativa é emitida por um diretor

Futuro do corpo
- Os pais podem optar por um sepultamento ou um atendimento do corpo pelo hospital (sepultamento ou cremação com dispersão das cinzas em um local específico)
- Os pais assinam o documento que define sua escolha
- Para organizar um sepultamento, os pais devem contactar o serviço de atendimento fúnebre de sua escolha. Eles precisam de uma cópia do certificado de criança sem vida (estado civil). O serviço funerário se encarrega da organização do sepultamento.

Estado civil

A declaração ao estado civil é feita de acordo com a organização própria do serviço e do estabelecimento.

O que deixar aos pais que desejam?
- O documento de informação
- As fotos que lhes são destinadas
- Uma pequena pulseira de identificação
- As digitais da criança

A equipe de cuidados deve fazer o possível durante a hospitalização para acompanhar o luto perinatal e encaminhar as providências necessárias na saída (médico de família, psicólogo, associação de pais enlutados).

69 FEBRE DURANTE O TRABALHO

Revisão

Definição: T° > 38,5°C com analgesia peridural e T° > 38,2 sem analgesia peridural.

1. Supervisão clínica
- T°, pulso, TA/hora, diurese
- LA (cor)

2. Avaliações
- Hemograma (NFS), CRP, urocultura (ECBU), coleta vaginal (PV) ou de líquido amniótico, hemoculturas
- ERCF ± oximetria

3. Estratégia terapêutica
- Iniciar com **ceftriaxona (Rocephine) 1 g IVL/24 h** (30-40% de resistência de *E. coli* à amoxicilina)
- Se alergia às lactaminas/cefalosporinas: clindamicina 600 mg/8 h
- Paracetamol 1 g/6 h IV, seguido de tratamento via oral, assim que possível
- No nascimento:
  - Exame clínico pelo pediatra
  - Líquido gástrico e procalcitonina no cordão
  - Cultura da placenta e anatomopatologia placentária
  - Continuar antibioticoterapia até os resultados dos exames complementares, tratamento por amoxicilina 1 g × 3/dia ou cefixima 200 mg × 2/dia em razão dos resultados e antibiogramas

Antibioticoprofilaxia e parto

1. Cesariana (Recomendações SFAR, 1999)

- **Sem fator de risco:**
  - Cesariana programada
  - Ruptura da bolsa d'água (RPDE) < 12 h
  ⇒ Conduta:
    - Uma injeção
    - Em seguida, clampagem do cordão
    - Cefazolina 2 g IV
    - Ou, se alergia: clindamicina 600 mg IV
- **Em caso de fator de risco:**
  - Cesariana de urgência
  - Cesariana em um quadro hemorrágico (HRP, placenta prévia, procidência...)
  - Ruptura da bolsa d'água (RPDE) > 12 h
  - Fase ativa > 12 h ≥ 3 maturações
  ⇒ Conduta: cefazolina 2 g/8 h durante 24 h
- **No pós-parto, em caso de tratamento antibiótico durante o trabalho:** continuação aguardando os resultados da cultura da placenta
  - Se positivo ⇒ antibioticoterapia 7 dias
  - Se negativo ⇒ suspensão dos antibióticos

2. Via baixa

- Durante o trabalho (Recomendações ANAES, setembro de 2001): a única indicação de antibioticoprofilaxia diz respeito ao estreptococo B (**e, unicamente, esse germe**) rastreado entre 34 e 38 semanas (cf. Capítulo 34)
- Em caso de manobras:
  - RU sem fator de risco: nada
  - RU com fator de risco (cf. Capítulo 73): cefazolina 2 g IV ou clindamicina 600 mg ou Augmentin 1 g
  - Parto artificial com RU: cefazolina 2 g IV

Antibioticoterapia curativa probabilista

- **Em caso de febre durante o trabalho:** (ceftriaxona) 1 g/24 h
- **Em caso de corioamniotite clínica:** (ceftriaxona) 1 g/24 h + gentamicina 3 mg/kg/24 h. Em caso de corioamniotite, é importante para a mãe e para a criança tratar rapidamente. O tratamento deve ser iniciado mesmo se o parto for iminente

71. Indicações de Coletas Neonatais

Líquido gástrico, cultura da placenta e procalcitonina no cordão (+++):
- Qualquer prematuro < 37 semanas
- Qualquer recém-nascido sintomático
- Recém-nascido assintomático com **fator de risco** de infecção materno-fetal:
  - Temperatura materna > 38,5°C com peridural ou > 38,2°C sem peridural
  - Infecção genital ou urinária corrente tratada ou não
  - Trabalho prolongado com fase ativa > 12 h
  - A partir de três maturações
  - Ruptura da bolsa d'água ≥ 12 h
  - Sofrimento fetal agudo sem causa obstétrica (Apgar < 7 a 5 min)
  - Taquicardia fetal ≥ 160/mn durante >10 min e persistente
  - Líquido amniótico meconial (ou líquido manchado + outro fator de risco sem causa obstétrica)
- Corioamniotite confirmada
- Nascimento fora do centro obstétrico
- Coleta vaginal de *screening* do 3º trimestre positiva para estreptococo **EXCETO se a mãe tiver recebido duas doses de antibioticoprofilaxia**

NOTA: *Chamar o pediatra nos seguintes casos:*
- Antes da transferência para unidade materno-infantil na presença de um critério, após resultado do líquido gástrico
- Antes do nascimento, em caso de dois critérios ou de prematuridade ou LA meconial ou anomalias do RCF
- Em caso de criança sintomática

72 Parto Dirigido

Revisão

O atendimento ativo do parto diminui em 2 a 3 o risco de ocorrência de uma hemorragia pós-parto.
Ela diminui o tempo do parto.
2/3 das hemorragias graves ocorrem na ausência de fator de risco.

1. Indicações

Sua realização é preconizada *para todos os partos* e mais particularmente em caso de risco hemorrágico:
- Sobredistensão uterina: gestação múltipla, macrossomia fetal, poli-hidrâmnios
- Útero polimiomatoso
- Antecedentes de hemorragia do parto (reincidência: 20 a 25%)
- Contexto infeccioso (corioamniotite)
- Trabalho de parto prolongado ou muito rápido (distocia dinâmica ou mecânica)
- Alongamento da 3ª fase do trabalho (> 30 min)
- Cesariana (principalmente durante o trabalho)
- HRP, MFIU
- Anomalias da coagulação
- Idade materna > 39 anos, obesidade
- Causas iatrogênicas favorecendo a inércia uterina (β-miméticas)
- Outros fatores (discutíveis):
  - Pré-eclâmpsia grave
  - Grande multiparidade
  - Útero malformado

2. Técnica

- Ocitocina 5 UI (1 amp) em IVD
- Injetada no momento da retirada do ombro anterior
- Associada a uma tração leve sobre o cordão
- Uma retirada manual (*cf.* Capítulo 74) é lícita, se não é obtida após 15 min
- Respeito cuidadoso à técnica (+++)
  - Sem injeção antes da expulsão (risco de retenção)
  - Sem tração intempestiva sobre o cordão (risco de inversão uterina)

73 Revisão Uterina

1. Indicações

- Retenção placentária parcial (expulsão incompleta)
- Dúvida sobre a integridade da placenta, quando de seu exame sistemático
- Hemorragia do parto (1º gesto, mesmo se placenta completa)
- Controle de cicatriz se dores, metrorragias, anomalias do RCF

2. Conduta

- Esvaziamento da bexiga
- Anestesia (injeção peridural ou anestesia geral)
- Desinfecção do períneo com povidona iodada 10%, na ausência de alergia, ou clorexidina 0,5% e pincelagem da mão dominante coberta por solução antisséptica
- Introdução intrauterina da mão dominante, permitindo a exploração da cavidade uterina, a 2ª mão bloqueando o fundo uterino
- No final da manobra, massagem uterina e injeção de 5 UI de ocitocina IV, enquanto a mão ainda está dentro do útero
- Antibioticoprofilaxia sistemática em *flash* IV:
    - Cefazolina 2 g IVL ou amoxicilina + ácido clavulânico 2 g IVL
    - Em caso de alergia às β-lactaminas: clindamicina 600 mg em perfusão IV durante 20 min.

Posição da mão durante a revisão uterina

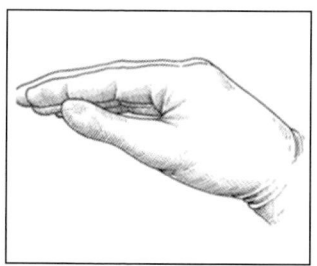

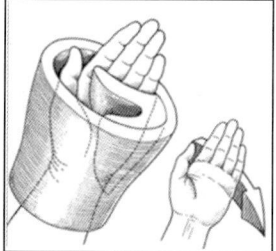

74. Retirada Manual da Placenta

1. Indicações
- Retenção placentária completa ou parcial, 30 min após o parto, na ausência de sangramento (15 min após um parto dirigido ou se fatores de risco de hemorragia)
- Hemorragia do parto na ausência de expulsão espontânea da placenta

2. Conduta
- Esvaziamento da bexiga (+++)
- Anestesia satisfatória (fora o caso de uma urgência extrema):
  - Injeção no cateter de peridural
  - Anestesia geral
- Desinfecção do períneo com povidona 10%, na ausência de alergia ou clorecidina 0,5% e pincelagem da mão dominante coberta por solução antisséptica
- Inserção da mão no útero e descolamento progressivo da massa placentária, a 2ª mão bloqueando o fundo uterino (figura)
- Revisão uterina sistemática
- Massagem uterina
- Ocitocina 5 UI em IVD até o parto, enquanto a mão ainda está dentro do útero
- Antibioticoprofilaxia sistemática em *flash* IV:
  - Cefazolina 2 g IVL ou amoxicilina + ácido clavulânico 2 g IVL
  - Em caso de alergia às β-lactaminas: clindamicina 600 mg em perfusão IV durante 20 min

Técnica da retirada manual da placenta

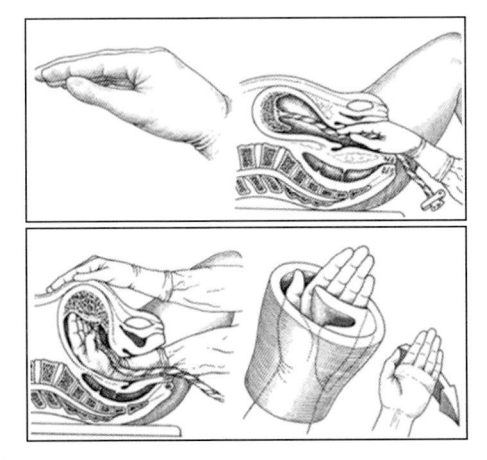

75 HEMORRAGIA DO PARTO

Revisão
Definição: sangramentos após o parto > 500 cc (grave se > 1.000 cc).

Para qualquer parto

- Imediatamente após a clampagem do cordão, um saco de coleta deve ser posicionado sob a parturiente para medir suas perdas sanguíneas
- Tratamento profilático sistemático:
    - Ocitocina 5 UI IVD após a retirada do ombro anterior, se possível
    - Supervisão pela utilização de uma bolsa de sangue para avaliar as perdas + supervisão das constantes com (TA, pulso) e da retração uterina

Em caso de hemorragia: tratamento curativo

1. Hemorragia ≥ 500 cc

- DA + RU, ± exame com válvulas do colo e da vagina
- **Sondagem de demora**
- Massagem uterina, sutura da episiotomia
- Cateter de acesso (+++) (dois cateteres de acesso de bom calibre)
- Transfusão ocitocina IVD, IVL (5 UI IVD e 10 UI em perfusão contínua)
- Obstetra presente
- Anestesista presente
- Antibioticoprofilaxia (para DA, RU)
- Monitoramento, pulso, TA
- Verificar RAI no dia (em teoria feito inicialmente para qualquer parto)
- Avaliação de coagulação (++) + contagem plaquetária + hematócrito

⇒ Interrupção ou, se ineficácia, passar ao "2"

2. Hemorragia ≥ 1.000 cc ou choque ou ineficácia após 15 min ou persistência dos sangramentos

- Além do atendimento anestésico, preparar o centro cirúrgico
- Interrupção da ocitocina
- Nalador: 1 amp/50 cc NaCl, velocidade 50 durante 1 h; após, velocidade mínima, 1 amp durante 5 h
- Reservar hemoderivados (hCG, plasma fresco congelado, fibrinogênio ± plaquetas)
- Método de tamponamento intrauterino: balão de Bakri + compressão vaginal

⇒ Interrupção ou, se ineficácia, passar ao "3"

3. Persistência do sangramento após 15-30 min

- Conduta hemostática:
    - Embolização ⇒ prevenir a radiologia, se hemodinâmica estável
    - Transferir ao centro cirúrgico
    - Ligadura vascular (senão: técnica de plicatura ± histerectomia)

- Laparotomia transversa:
    - Ligadura vascular → tripla ligadura por etapas: ligamento redondo + artérias uterinas + ligamento uteroovariano → artérias hipogástricas: (equipe experiente: risco de lesão da veia ilíaca interna)
    - Capitonagem uterina: pontos de Cho → plicatura uterina: B-Lynch
    - Histerectomia de hemóstase em caso de fracasso
- Transfusão (anestesistas)

Nas hemorragias graves, pensar na manutenção da temperatura corporal (risco de hipotermia elevado com um efeito deletério sobre a coagulação).

76 Tratamento da Anemia do Pós-Parto

Hemograma no D3.

Hemoglobina	
< 10,5 g/dL	Ferro e ácido fólico 1 cp/dia, durante 6 semanas
Entre 9 e 10 g/dL	Ferro e ácido fólico 2 cp/dia, durante 6 semanas
Inferior a 9 g/dL	Ferro e fumarato ferroso 1 cp 3 ×/dia, durante 6 semanas
	Ácido fólico 5 mg 1 cp 2 ×/dia, durante 6 semanas
	Vitamina C 500 mg 1 cp/dia, durante 6 semanas
	Controle de hemograma + ferritina em 6 semanas
Inferior a 7-8 g/dL	Em consequência da tolerância clínica
	Tratamento por ferro intravenoso (de preferência, posologia em virtude dos índices)
	Excepcionalmente: transfusão

77 PREVENÇÃO DA ALOIMUNIZAÇÃO

Baseada nas RPCs de 2005.

Durante a gestação

- Dupla determinação do grupo Rh e *coombs* indiretos no 1º trimestre
- **Se Rh negativo:** informação sobre o risco de aloinuzação, tipagem sanguínea do cônjuge, eventualmente tipagem sanguínea Rh fetal após 15 semanas
- Controle RAI no 6º mês de gestação (26-28 semanas)
- Injeção IV/IM de Imunoglobulina anti-D 300 em 28 semanas

NOTA: se cônjuge de Rh negativo e paternidade confirmada: profilaxia anti-D pode ser evitada

- Controle *coombs* indiretos no 8º mês exceto, se Imunoglobulina anti-D 300 não tiver sido administrada
- *Coombs* indiretos no último mês para segurança transfusional

Realizar a profilaxia nas situações de risco

- Antes de qualquer injeção de Imunoglobulina anti-D 300, fazer *coombs* indiretos para se certificar da ausência de imunização
- Realizar a injeção de Imunoglobulina anti-D 300 nas situações de risco nas 72 h (pode ser reforçada em 30 dias)
- Se injeção de Imunoglobulina anti-D 300 anterior: abstenção possível em virtude da dose inicial injetada nas situações de risco moderada e se Kleihauer negativo nas situações de risco elevado (Rhophylac 200: duração eficácia 9 semanas/Imunoglobulina anti-D 300: duração eficácia 12 semanas)

Lista das situações de risco de passagem de hemácias fetais

No primeiro trimestre *(risco moderado de passagem de hemácias fetais)*
- Qualquer aborto espontâneo ou ameaça no 1º trimestre
- Qualquer interrupção da gestação (IVG ou IMG), independentemente do termo e do método utilizado
- Gestação molar
- Gestação extrauterina (GEU)
- Metrorragias
- Biópsia de vilo corial (biópsia de vilosidades coriônicas), amniocentese
- Redução embrionária
- Traumatismo abdominaal
- Cerclagem cervical

No segundo e terceiro trimestres
Risco significativo de passagem de hemácias fetais
- Interrupção médica da gestação
- Aborto espontâneo tardio
- Morte fetal *in utero* (MFIU)
- Versão por manobras externas (VME)
- Traumatismo abdominal ou pélvico (independentemente da idade gestacional)

- Intervenção cirúrgica abdominal ou pélvica (independentemente da idade gestacional)
- Coleta ovular: amniocentese, cordocentese, biópsia da placenta
- Parto, independentemente da via

Risco moderado de passagem de hemácias fetais
- Metrorragias
- Cerclagem do colo uterino
- Ameaça de trabalho de parto prematuro (MAP), necessitando um tratamento

Adaptação da dose de Imunoglobulina anti-D em razão do Kleihauer

Kleihauer HF/10.000 HA	Dose de 100 µg		Dose de 200 µg		Dose de 300 µg		Via de administração
	Doses	µg	Doses	µg	Doses	µg	
0-4	1	100	1	200	1	300	
5-24	2	200	1	200	1	300	IV direta
25-44	3	300	2	400	1	300	
45-64	4	400	2	400	2	600	
65-84	5	500	3	600	2	600	
85-104	6	600	3	600	2	600	
105-124	7	700	4	800	3	900	
125-144	8	800	4	800	3	900	**Perfusão** durante 4 h Diluído em 250 mL de NaCl em 9 por mil
145-164	9	900	5	1.000	3	900	
165-184	10	1.000	5	1.000	4	1.200	
185-204	11	1.100	6	1.200	4	1.200	
205-224	12	1.200	6	1.200	4	1.200	
225-244	13	1.300	7	1.400	5	1.500	
245-264	14	1.400	7	1.400	5	1.500	
265-284	15	1.500	8	1.600	5	1.500	
285-304	16	1.600	8	1.600	6	1.800	

HF = hemácias fetais; HA = hemácias adultas.
*A dose mais baixa atualmente comercializada na França é de 200 µg. Nos casos em que uma dose de 100 µg seria suficiente, é recomendado não fracionar as doses.

Após o parto

- Fazer grupo sanguíneo fetal no cordão
- **Se criança RH +:**
  - Coletar Kleihauer 30 min no mínimo após o parto
  - Fazer injeção Imunoglobulina anti-D com dose adaptada ao Kleihauer às 72 h (reforço em 30 dias)

Prevenção da aloimunização

78 Complicações do Aleitamento

Ingurgitamento mamário

Edema por estase vascular e aumento do volume de leite produzido. Deve ser rapidamente revertida com mamadas eficazes e frequentes. Um ingurgitamento mamário oriundo da apojadura é consequência de uma assincronia entre a lactogênese, já operacional, e os mecanismos de ejeção do leite, ainda ineficazes. Mamas doloridas, muito duras em sua totalidade. Pode-se propor:

- Duchas quentes sobre as mamas
- Massagem circular das mamas antes das mamadas
- Compressas antiflogísticas (tipo Osmogel)
- Eventualmente, e de maneira pontual, injeção IM de 2 unidades de ocitocina 20 min antes da mamada, para favorecer a ejeção do leite
- É preciso tranquilizar a mulher

O ingurgitamento é banal e regride em 24 a 48 h.

Linfangite

A associação febre e dor mamária unilateral aponta para uma complicação do aleitamento. A mais frequente nesse estado é a linfangite mamária com:

- Precoce, frequentemente, 5 a 10 dias após o parto
- Início repentino, de um dia para outro
- Febre elevada de 39-40°C com calafrios
- Erupções vermelhas, quentes e doloridas na face externa da mama, com manchas rosadas em direção à axila e adenopatia axilar dolorosa
- O leite recolhido em um algodão é apropriado, sem traços de pus

Pode-se propor:

- Continuar, se possível, o aleitamento, mesmo do lado atingido
- Extração do leite, se dor (++) (manual, bomba tira-leite)
- Paracetamol, bolsa térmica, AINS (ibuprofeno autorizado), massagens

Diagnóstico diferencial

O principal diagnóstico diferencial é a galactoforite pré-supurativa:

- Início mais tardio, ao menos 10-15 dias após o parto
- Início progressivo, em vários dias
- Febre moderada de 38-38,5°C
- Dores em toda a mama, que é mais firme que a outra
- Sinal de Budin: o leite recolhido em um algodão é misturado com pus

Pode-se propor:

- Antibioticoterapia via oral ativa sobre o estafilococo e compatível com o aleitamento, tipo penicilina M, durante 8 dias

Abscesso da mama

Ocorrência rara, complicação de uma galactoforite negligenciada ou tratada incorretamente.

Diagnóstico
- Início progressivo por um quadro de galactoforite
- Após, aumento das dores e febre elevada, por vezes oscilante
- No exame, a mama está volumosa, vermelha, tensa, muito dolorida
- Nesse contexto, a apalpação de uma tumefação flutuante frequentemente é difícil
- Em caso de dúvida, recorrer a uma ecografia mamária

Conduta a manter
- Hospitalização, consulta de anestesia e avaliação pré-operatória, hemoculturas
- O tratamento clássico era cirúrgico, incisão-drenagem, seguido de uma antibioticoterapia adaptada ao germe
- Hoje em dia, é proposto, comumente, um tratamento por punções evacuadoras + antibioticoterapia, permitindo, na maioria dos casos, evitar a incisão-drenagem
- O aleitamento deve ser interrompido:
  - Suspensão temporária do aleitamento com a mama dolorida; mas o leite deve ser tirado e descartado para esvaziar bem a mama (locação de uma bomba tira-leite)
  - O aleitamento com a outra mama é continuado
  - Aspirina ou anti-inflamatórios não esteroides
  - Compressas antiflogísticas (tipo Osmogel)
  - Antibioticoterapia via oral ativa sobre o estafilococo e compatível com o aleitamento, tipo penicilinas M, durante 8 dias
- Supervisão da febre e das dores

Evolução rapidamente favorável com regressão em 24 a 48 h, autorizando a retomada do aleitamento.

79 INIBIÇÃO DA LACTAÇÃO

	Bromocriptina cp 2,5 mg	Lisurida cp 0,2 mg	Lisurida cp 0,2 mg	Diidroergocriptina	Cabergolina cp de 0,5 mg
Inibição da apojadura	{1/2} cp no 1º dia 1 cp no 2º dia 1 cp × 2/dia durante 14 dias	{1/2} cp de manhã {1/2} cp ao meio-dia 1 cp à noite durante 14 dias	1 cp × 2/dia (a iniciar nas primeiras 24 h) durante 14 dias	2 tubos × 3/dia, durante 14 dias no momento das refeições	2 cp em uma única dose
Interrupção da apojadura	Idem	–	1 cp no 1º dia 1 cp × 2/dia, a partir do 2º dia Suspensão 4 dias após término da secreção (máx. 14 dias)	–	–
Reaparição dos sinais após suspensão	1 semana com as mesmas doses	–	1 semana com as mesmas doses	–	–
AMM	Sim	Não	Sim	Não	Não
Contraindicações	Hipersensibilidade aos alcaloides do esporão de centeio HTA gravídica HTA Insuficiência coronária Neurolépticos (inclusive antieméticos)	Hipersensibilidade aos alcaloides do esporão de centeio HTA gravídica Insuficiência coronária		Hipersensibilidade ao produto	Associação aos neurolépticos
Desaconselhado	Problemas psiquiátricos ou antecedentes Fatores de risco cardiovasculares (cigarro, colesterol, diabetes...)	Problemas psiquiátricos ou antecedentes Fatores de risco cardiovasculares (cigarro, colesterol, diabetes...)			Associação aos alcaloides do esporão de centeio

Em suma:
- Em primeira escolha, bromocriptina
- Em caso de intolerância ou de patologia vascular ou com risco vascular: Vasobral
- Eficácia do Dostinex em caso de MFIU ou IMG (> 17 semanas)

Contracepção no Pós-Parto

Revisão

Pós-parto: momento privilegiado para receber uma boa informação sobre a contracepção.
Todas as contracepções hormonais passam no leite materno.
Contracepção em razão do desejo de retomada da vida sexual e da existência de uma patologia gravídica (diabetes, HTA, hepatopatia...)
60% dos casais têm relações sexuais no mês seguinte ao parto.
Mesmo em caso de amenorreia, uma ovulação é possível.

Métodos

1. Contracepção local

- Espermicidas à base de cloreto de benzalcônio (Farmatex, unidoses de preferência): não atravessam a barreira vaginal, autorizados durante o aleitamento (Nonoxinol 9 contraindicado: passagem no leite materno)
- Preservativos masculinos ou femininos

2. Micropílula com progestogênio

- Desogestrel (efeito sobre o muco + antiovulatório) ou levonorgestrel (sobre o muco)
- Modo de administração: tomar em horários fixos (máximo 3 h de atraso para levonorgestrel) continuamente
- Efeitos secundários: metrorragias, sangramento de escape (10 a 40% dos casos) e mesmo amenorreia
- Contraindicação (relativa) de desogestrel: antecedentes de icterícia colestática ou prurido gravídico

3. Estrogênio e progestogênio de baixa dosagem (entre 20 e 30 microgramas)

- Mercilon, Cycleane, Méliane, Harmonet, adesivo Evra, Jasmine, Varnoline, Moneva, Minidril, Minulet...
- Risco tromboembólico principalmente nos primeiros 21 dias
- Contraindicação no pós-parto imediato, se patologia gravídica: diabetes, HTA, hepatopatia, tabagismo
- Contraindicação absoluta, se antecedente tromboembólico

4. DIU e implante contraceptivo

- Visita pós-natal, ou antes, se casos particulares

Escolha = Informação-Adaptação

- Em caso de patologia gravídica ⇒ discussão com o médico especialista
- Em caso de aleitamento materno:
    - Aleitamento exclusivo (mais de 6 mamadas de, pelo menos, 10 min e uma mamada noturna): risco menos elevado de ovulação
    - Privilegiar a contracepção local

- Micropílulas com levonorgestrel a começar no D10 pós-parto, desogestrel a começar no D12 pós-parto)
- Aleitamento não exclusivo: atenção! ovulação possível
- Na ausência de aleitamento:
  - Estrogênio e progestogênio no D21 pós-parto
  - Micropílulas com progestogênio no D10 pós-parto (desogestrel ou levonorgestrel)

81 Exames Sistemáticos na Saída da Maternidade

Antes da saída da maternidade

Informação e educação das pacientes sobre:
- A evolução espontânea do risco no nível pelviperineal, raquidiano e abdominal
- No nível períneo-esfincteriano: tomada de consciência sobre a contração dos músculos elevadores do ânus, informação sobre a prevenção da incontinência urinária...
- No nível pélvico-raquidiano: prevenção das raquialgias por conselhos ergonômicos (aleitamento, como segurar a criança, material de puericultura)
- No nível abdominal: tomada de consciência sobre reforço muscular intempestivo e papel da musculatura abdominal na prevenção das raquialgias
- Informação sobre a contracepção

Consulta do pós-parto

Entre 6 e 8 semanas após o parto.

Abordar:
- Vivência do parto
- Estado psicológico
- Aleitamento
- Laço com o recém-nascido
- Estado de saúde do recém-nascido
- Contracepção
- Dores perineais, secura vaginal
- Retomada das relações sexuais, dispareunias secundárias
- Continência esfincteriana

Exame clínico:
- Peso, TA
- Seios
- Vulva-períneo: cicatrização, zonas doloridas
- Espéculo: cicatrização, leucorreias, colo, Papanicolaou, se superior a 3 anos
- Toque vaginal: útero, anexos, sensibilidade, teste muscular
- Abdome: cicatrização, zonas doloridas, diástase dos retos abdominais
- Coluna

Prescrições:
- Sessões de reeducação pós-parto, não sistemática, 10 a 20 sessões no máximo, em função do quadro clínico e dos tratamentos principais (perineal, pélvico-raquidiano, abdominal)
- Contracepção
- Pareceres especializados (situações particulares)

Situações particulares

Rupturas perineais severas, cesariana
Consulta com obstetra no hospital ou na clínica (quem acompanhou a gestação, senão quem operou durante o parto).
Retomar a indicação da cesariana, a vivência, no intervalo de segurança para cogitar uma próxima gestação.

Pré-eclâmpsia
Programar a 3 meses do parto:
- Consulta com obstetra no hospital ou com o obstetra particular que a acompanhou
- Levantamento com um nefrologista ou um cardiologista orientado sobre os problemas da pré-eclâmpsia e gestação
- Ecografia renal
- Levantamento compreendendo: proteinúria de 24 h, ECBU, ionograma sanguíneo com ureia e creatinina, investigação de anticorpos antifosfolípideos (unicamente, se PE severa e precoce), investigação de trombofilia hereditária (unicamente, se antecedentes pessoais ou familiares de doença tromboembólica venosa, PE precoce, associação a RCIU severo, um HRP ou uma MFIU)
- Consulta com um nefrologista será recomendada: se PE for severa e precoce, se houver persistência de proteinúria e/ou de HTA 3 meses pós-parto

HRP ou RCIU vascular
Programar a 3 meses do parto:
- Consulta com obstetra do hospital ou da clínica que tenha acompanhado a gestação
- Levantamento compreendendo: proteinúria de 24 h, ECBU, ionograma sanguíneo com ureia e creatinina, investigação de trombofilia hereditária

Morte *in utero*
Programar a 3 meses do parto:
- Consulta com obstetra no hospital ou obstetra particular que tenha acompanhado a paciente
- Levantamento compreendendo: proteinúria de 24 h, ECBU, ionograma sanguíneo com ureia e creatinina, investigação de trombofilia hereditária
- Consulta genética em virtude do contexto
- Histerossalpingografia 3 a 6 meses após o parto

Parto prematuro, ameaça severa de parto prematuro ou ruptura precoce das membranas < 37 SA durante a gravidez
- Agendar uma histerossalpingografia ou uma histeroscopia com sonda 3 a 6 meses após o parto
- Investigação de vaginose bacteriana < 16 SA durante uma próxima gestação
- Consulta dentária

Diabetes gestacional durante a gravidez
- Agendar 3 meses pós-parto um exame de glicemia em jejum ou um HGPO, com cópia do resultado ao diabetologista. O aleitamento ou a contracepção não justificam alterações nos exames
- Glicemia em jejum anual a cada 1 ou 3 anos, segundo FDR, durante 25 anos

Pielonefrites recorrentes ou cólicas nefréticas
Agendar uma consulta com urologista.

Exames sistemáticos na saída da maternidade